Sanación Con Péndulos:

Para Mejorar Salud, Riqueza, Finanzas, Relaciones, Y Libre Expresión

Por

Erich Hunter Ph.D.

Traducido por

Ozni Kenney

Aviso Legal

La información contenida en este libro no debe ser tratada como un sustituto de consejo médico profesional o de tratamiento médico. Siempre consulte a un profesional médico con licencia. Cualquier uso de la información de este libro es a discreción y riesgo del lector. Ni el autor, ni el editor, ni el traductor se hacen responsables de ninguna pérdida, reclamación o perjuicio derivado del uso o mal uso de las propuestas presentadas, por el hecho de no tomar el consejo médico, ni por materiales en los sitios web de terceros.

Tabla de Contenidos

Prefacio

El título de este libro es un juego en el concepto de coaching de vida donde existen cuatro grandes áreas de interés para las personas: salud, dinero, relaciones y crecimiento personal. Así de la misma forma, el concepto relacionado con magia llamado "La Atalaya" es parte del título. En el concepto de La Atalaya, los cuatro puntos cardinales (norte, este, sur, oeste), o los cuatro elementos (tierra, aire, fuego, agua) son invocados durante la creación de un círculo mágico. En mi trabajo con sanación y péndulos y mi curso popular por internet "Sanación con Péndulos", ayudo a personas en las cuatro áreas principales previamente mencionadas. No solo ayudo a personas con estrategia, sino también con los movimientos circulares de mi péndulo.

Es probable que se pregunte ¿por qué el tema de la magia está en un libro sobre sanación? La respuesta es sencilla. En la historia humana la "magia" ha sido siempre una parte de las artes curativas. Es solo en los últimos 106 años desde la publicación del informe Flexnor en los Estados Unidos (1910), que la medicina moderna totalmente abandonó cualquier aspecto de curación "mágico", "oculto" o "esotérico" a favor del paradigma materialista estricto que tenemos hoy.

Desafortunadamente, la medicina moderna "tiró al bebé con el agua del baño", mientras se esforzó por transformar las artes curativas en las ciencias curativas, algo se perdió. Por todas sus maravillas y mejoras en el cuidado y la curación, la medicina moderna es la tercera causa de muerte en países como los Estados

Unidos. Así, es importante señalar que una parte significativa de la población busca tratamientos alternativos, ya que el sistema médico no cumple sus necesidades[1].

Debido a que más personas están explorando métodos curativos alternativos que tienen el aura de "magia" sobre ellos, muchas modalidades de curación están siendo tratadas y exploradas. Una de estas modalidades de sanación "oculta" o "esotérica" es la sanación con péndulos. Este método de sanación como muchos otros, se están haciendo más disponibles a un público amplio de personas interesadas en métodos de curación alternativa.

Mis exploraciones en la práctica de sanación con péndulos me han demostrado una cosa: hay algo más pasando en este mundo, de lo que a los materialistas dogmáticos de la medicina tradicional les gustaría admitir. El trabajo con péndulos interfiere con los límites de la comprensión humana –particularmente en el campo de la conciencia – y en los efectos que la mente humana puede tener en alterar la realidad. Igualmente, nos lleva directamente al borde de lo que se conoce sobre energía y fenómenos no locales normalmente reservados a la física cuántica. Por lo tanto, le insto a explorar este campo de estudio con una mente abierta, práctica regular, y a ser sorprendido por los resultados.

---

[1] Dossey L., Chopra D., Roy R. (2010) "The Mythology of Science Based Medicine" Huffington Post

Introducción

Se ha dicho que el plan perfecto de la vida implica salud, riqueza, amor y perfecta libre expresión. Esto se conoce como el "cuadrado de la vida" y se dice que trae verdadera felicidad. Usando movimientos circulares de nuestros péndulos, podemos mejorar estas áreas de nuestras vidas a la vez que nos alineamos con la voluntad divina.

Este libro incluye el uso de péndulos para lo siguiente:

1. Salud: técnicas para el bienestar físico y para sanar a otros.
2. Riqueza: creación de abundancia y prosperidad.
3. Amor: mejoría del amor propio y creación de más satisfacción en relaciones interpersonales.
4. Libre expresión: transformación de propósito de vida y manifestación del trabajo ideal.

Presentado aquí está un sistema revolucionario de sanación que va más allá de solo hacerle preguntas a su péndulo. En este libro explico, cómo utilizar el péndulo como herramienta de curación real, para efectuar grandes cambios positivos en su vida de una forma rápida. Se proporcionan instrucciones detalladas, paso a paso para garantizar su comprensión y guiarlo al éxito removiendo toda conjetura. También aprenderá una base sólida propia, para avanzar y ampliar este trabajo, siendo capaz de incorporarlo con otras modalidades de sanación que usted puede practicar.

Estoy emocionado de compartir este sistema con usted y espero que realmente le permita hacer cambios positivos en su vida y en el mundo.

Sinceramente,

Erich Hunter Ph.D.

¿Qué es la sanación con péndulos?

La sanación con péndulos es cuando se utiliza un péndulo para hacer lo que comúnmente se llama sanación de energía o sanación espiritual, para afectar cambios positivos en la salud y el bienestar de otra persona. Actúa sobre el cuerpo, la mente y el alma de la persona siendo sanada.

La radiestesia tradicional utiliza péndulos para encontrar respuestas a preguntas. Mientras esto desempeña un papel en la sanación con péndulos, es atenuado y es únicamente una parte relativamente pequeña del proceso de sanación con péndulos. En lugar de utilizar el péndulo para buscar respuestas en un diagrama de radiestesia, el péndulo en sí mismo se convierte en la herramienta de sanación.

Esta forma de sanación es relativamente nueva. Se desarrolló en el siglo XX en Francia y en Polonia. Ahora es practicada por un número pequeño, pero creciente, de personas en todo el mundo.

Su funcionamiento consiste en que el sanador utiliza un péndulo de sanación especial. Voy a compartir los criterios de selección de péndulos de sanación en uno de los capítulos siguientes. A continuación, siguiendo un protocolo básico, el sanador utiliza el péndulo para transmitir "energía" y mensajes mentales llamados "formas de pensamiento" a la persona siendo sanada. Si el sanador es psíquico y/o clarividente, puede utilizar esas habilidades para saber lo que necesita hacer durante la sanación, o puede utilizar esas habilidades para proporcionar información importante que podría ayudar a la persona a sanar.

Finalmente, si el sanador del péndulo posee otras habilidades curativas, o sabe de otras modalidades de sanación, el péndulo se puede utilizar para preparar a la persona para ese tipo de sanación. Adicionalmente, la sanación con péndulo puede ser utilizada para ayudar a integrar los efectos de cualquier otro tipo de trabajo curativo. Así como, un sanador de péndulo podría comenzar con trabajo de péndulo y luego pasar a hacer *Reiki*, acupuntura, masajes, sanación o terapia de cristales o cualquier otra forma de sanación, todo en una sola sesión. La sanación de péndulo también puede ser incorporada con la medicina occidental tradicional.

Mientras la sanación con péndulo puede ser un tratamiento eficaz independiente, el efecto global de la sanación con péndulo, acelera el proceso de curación y complementa otros métodos de sanación haciéndolos más potentes.

Otro uso de la sanación de péndulo es fortalecer afirmaciones. Muchos sistemas de sanación utilizan afirmaciones para producir cambios positivos, pero a menudo no es suficiente solamente con decirlas repetidamente. Muchos sistemas de afirmación tratan de evitar este problema, instruyendo a la persona a hacer acciones físicas (por ejemplo practicando la técnica de liberación emocional TLE/*Tapping*), o diciendo ciertas frases después de la afirmación. Debido a que la sanación con péndulos se basa en los principios de la magia positiva, esto implica que las palabras del sanador ganan poder y pueden efectuar cambios reales. Por ello, la sanación con péndulos es una forma mucho más poderosa para hacer cualquier tipo de trabajo de afirmación, ya que se basa en principios ocultistas antiguos conocidos por milenios.

¿Cómo seleccionar un péndulo para sanación?

Es importante seleccionar un péndulo adecuado para el trabajo de sanación. Tuve una pequeña dificultad para determinar dónde colocar este capítulo, porque para seleccionar correctamente un péndulo necesita tener algo de experiencia con colores radiestésicos. Un tema cubierto en un capítulo posterior. Así que tendrá que leer ese capítulo para comprender completamente este. Para empezar, aquí están algunas pautas generales.

Los péndulos de sanación vienen en tres formas básicas y con muchas variaciones, estos incluyen el Karnak, el Isis y el Osiris. El Karnak tiene forma de bala y produce color radiestésico verde– (verde negativo). El péndulo Isis tiene discos cilíndricos llamados "pilas" corriendo a lo largo y emana color radiestésico blanco. El Osiris tiene discos formados como tazón y emana verde– (verde negativo). Cualquier péndulo que se parezca a los de las imágenes aquí presentes, tiene probabilidades de ser un buen péndulo para sanación.

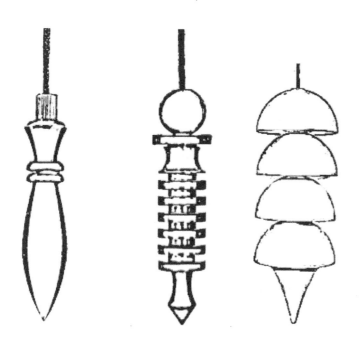

Péndulo Karnak, péndulo Isis y el péndulo Osiris.

1. Basado en experiencia, latón y madera son los mejores materiales para un péndulo de sanación. Es interesante notar que estas dos sustancias tienen una mayor tendencia a ganar electrones, comparados a cristales como el cuarzo y esto podría explicar su superioridad en péndulos de sanación.

2. Los péndulos de cristal a veces pueden trabajar, por lo que si tiene uno, puede probarlo. Basado en mi experiencia, los cristales tienden a ser la opción inferior. Así que a menos que ya posea un péndulo de cristal −o está decidido a usar uno− es recomendable obtener un péndulo de metal o madera que sea similar a uno de los péndulos de la figura superior.

3. Un propósito general de un péndulo de sanación es la emanación del color radiestésico blanco. Algunos péndulos especializados emanarán verde– (verde negativo). Lea la sección sobre colores de radiestesia para aprender a determinar el color de su péndulo.

4. Asegúrese de que usted se sienta bien con el péndulo. Confíe en su intuición. Si se siente sólido y le hace sentir seguro, haga una prueba en el diagrama de color. Si emana radiestésico blanco o verde– (verde negativo), puede utilizarlo. Si usted no puede probarlo todavía, o no sabe cómo, intente probarlo. Si funciona y usted obtiene resultados positivos, utilícelo.

Si usted compra un péndulo barato a través de Amazon.com o de Ebay.com puede o no, trabajar. Si es posible, pruébelo con un diagrama de colores radiestésicos y si obtiene radiestésico blanco, o verde–, excelente puede utilizarlo. Si no, por favor no lo utilice para sanación.

De la misma manera, usted puede hacer su propio péndulo. Puede tallar uno de madera o hacer uno de metal (por ejemplo, de cilindro metálico, pernos, etc.). Recuerde probarlo con un diagrama de colores radiestésicos.

Si usted ya tiene un péndulo y no está seguro si puede utilizarlo para sanación, pruébelo y vea qué sucede. Si obtiene buenos resultados con él, continúe utilizándolo. Si no, tenga en cuenta las sugerencias anteriores y encuentre uno que funcione para usted.

Fundamentos del péndulo

Primero, sujete la cadena o el cordón del péndulo con el dedo pulgar y el dedo índice y luego envuelva cualquier cadena o cordón adicional dentro de la palma de su mano. Asegúrese de que el péndulo puede oscilar libremente, sin dejar de tener un agarre firme en él.

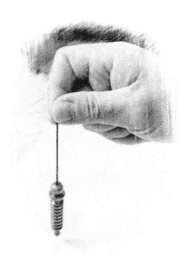

Al momento de realizar una sanación, usted puede utilizar el péndulo sobre la persona o sobre una tarjeta con el nombre de la persona en ella (esto es conocido como "la tarjeta testigo"). Si utiliza el péndulo sobre una persona, puede suspender el péndulo sobre el área del plexo solar (área debajo de las costillas inferiores, un poco por debajo de donde se encuentran). También puede usar el péndulo directamente sobre el área que desea sanar. Si está utilizando una tarjeta testigo, simplemente se suspende sobre la tarjeta.

Movimiento del Péndulo

Si se hace correctamente, el péndulo comenzará a moverse. Si no se mueve, muévalo suavemente y luego déjelo moverse por su cuenta. Nunca fuerce la dirección del movimiento del péndulo.

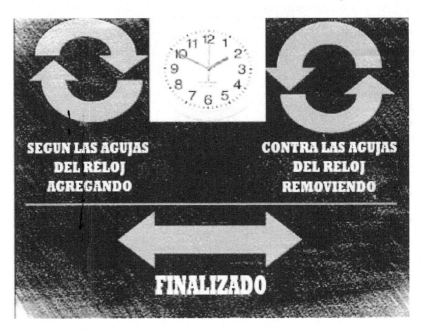

Agregando/Removiendo/Finalizado

Después de que usted dice un comando su péndulo girará en círculos. La dirección en que está girando puede indicar lo que está sucediendo. Las dos acciones básicas son "dando" o agregando, donde algo se añade al sistema que está sanando y "eliminando" o removiendo, donde algo está siendo removido.

Cuando el péndulo está "dando" girará hacia la derecha (imagínese que usted está mirando un reloj en la pared, según las agujas del reloj es hacia la derecha).

Si el péndulo esta "removiendo", él girara hacia la izquierda (contra las agujas del reloj).

Una vez que el péndulo ha finalizado será equilibrado y se mueve de lado a lado.

No necesita llevar un registro de lo que su péndulo agrega o elimina, a menos que usted lo desee. Lo principal es buscar el equilibrio del péndulo (movimiento de lado a lado) ya que esto indica que la fase del tratamiento se ha completado.

Frecuencias de sanación (Color radiestésico)

"En la física, la radiación es la emisión de energía en forma de ondas o partículas a través del espacio o a través de un medio material. Esto incluye la radiación electromagnética como las ondas de radio, luz visible y rayos x, radiación de partículas como α, β y radiación de neutrones y radiación acústica como las ondas de ultrasonido, ondas de sonido y ondas sísmicas. La radiación también puede referirse a la energía, ondas o partículas que se irradian".[1]

Los pioneros de la "ciencia" del péndulo Chaumery y Belizal creían que los péndulos producían emisiones y que eran una forma de radiación electromagnética. Ellos crearon una escala para describir las emisiones de los péndulos. Esta escala ahora se llama la escala de color radiestésico. La escala de color radiestésico es abstracta, pero bastante útil para la sanación con péndulos. Esto es, debido a que ofrece una forma de medir y nombrar las emanaciones del péndulo y las "energías" perceptibles de seres vivos, que podemos utilizar para propósitos curativos.

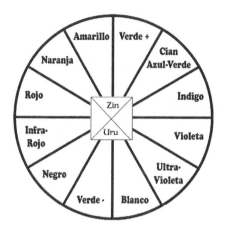

Diagrama de Color Radiestésico.[2]

Para nuestros propósitos prácticos, el diagrama de color radiestésico tiene dos usos.

El primer objetivo es comprobar el color radiestésico del péndulo que estamos utilizando para la sanación. Un péndulo de sanación debe tener un color radiestésico verde– (verde negativo), o blanco.

Sostenga su péndulo sobre el diagrama y diga el siguiente comando para el péndulo:

"¿Cuál es el color radiestésico de mi péndulo?"

Luego revise el diagrama y observe el color radiestésico que su péndulo indica. En la mayoría de los casos, su péndulo se moverá fuertemente hacia un solo color en el diagrama. En algunos casos, puede indicar más de un color. Un péndulo de sanación típico,

---

[2] Wikipedia contributors. "Radiation." Wikipedia, The Free Encyclopedia. Wikipedia, The Free Encyclopedia, 29 Jul. 2015. Web. 4 Aug. 2015.

indicará blanco o verde– (verde negativo). Si el péndulo indica otro color, no lo use para sanación.

El segundo objetivo es determinar el color radiestésico de la persona (o parte del cuerpo) que estamos sanando y luego cambiar el color a cian (azul-verde).

Sostenga su péndulo sobre el diagrama y diga el siguiente comando para el péndulo:

"¿Cuál es el color radiestésico de esta persona o de la parte del cuerpo?"

"Cambia el color radiestésico de la persona (o cada célula, tejido, y órgano) a cian (azul-verde)."

Aunque esto se explicará más adelante, el cian (azul-verde) es el color radiestésico que indica salud.

Ahora, una explicación sobre el diagrama de color radiestésico, con énfasis en el conocimiento práctico de lo que simboliza.

Luché con esta sección, porque en cierto sentido la idea de "colores radiestésicos" es débilmente apoyada por cualquier tipo de explicación lógica, o prueba experimental y si realmente piensa sobre la noción completa del uso de los colores es extraña, dado que las emanaciones del péndulo son invisibles.

La dificultad y la falta de explicación válida, están compensadas por el hecho de que el concepto es extremadamente útil desde un punto de vista práctico y el uso de colores como dispositivo mnemónico, es muy útil también. Dicho esto, voy a explicar cómo interpreto este diagrama para que pueda ser de valor práctico para el sanador del péndulo.

Aquí esta cómo interpretar el diagrama de color radiestésico:

Verde– (verde negativo) indica que una persona no está bien, o no estará bien en un futuro cercano.

Negro e infrarrojo indican enfermedad grave/acercándose a la muerte.

Rojo, naranja y amarillo normalmente no aparecerán cuando revise el color radiestésico de una persona. Representan el color radiestésico del huevo/espermatozoides, embrión y feto respectivamente.

Si usted revisa el color de un bebé sano, planta o alguien que experimenta crecimiento celular rápido (por ejemplo, el crecimiento de un adolescente), será verde+ (verde positivo).

Cian (azul-verde) indica salud óptima.

Índigo, violeta, ultravioleta y blanco indican diferentes grados de salud óptima.

Una forma gráfica de visualizar el diagrama, es ver sus doce "colores radiestésicos" como las estaciones del año. El equinoccio de primavera es el renacimiento y el comienzo de la vida después del invierno. El solsticio de verano es el comienzo de un periodo de óptima salud radiante, vida en su plena potencia y gloria. El equinoccio de otoño es el comienzo de un período de decadencia y preparación para el invierno que se aproxima. El solsticio de invierno es el comienzo de la etapa final donde la vida se paraliza y la muerte está cerca. Las semillas están latentes para el renacimiento en la primavera que viene.

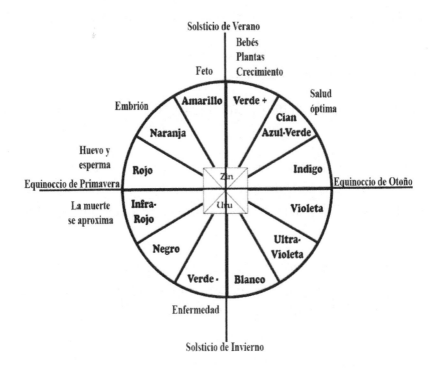

Esta es una representación gráfica de la salud. Cuando usted se encuentra en perfecto estado de salud, está dentro del color radiestésico 'cian (azul-verde), a la altura del verano. El otoño indica un debilitamiento gradual de la salud. La enfermedad representa el inicio del invierno, la preparación para la muerte y el renacimiento para la primavera siguiente.

Al momento de utilizar el diagrama recuerde que el color radiestésico no es permanente y puede cambiar con el tiempo. De la misma manera, tenga en cuenta que las estaciones de la vida son un proceso natural, por lo que no hay nada inherentemente malo en el estado de salud actual de una persona. El diagrama ofrece una indicación gráfica para ayudar a visualizar lo que está sucediendo.

Cuando se cambia el color de una persona a cian (azul-verde, el color de la salud), la persona puede o no puede llegar al cian. Esto es porque la persona podría tener un bloque para alcanzar un estado de salud perfecto. También podría deberse a otra razón, o la persona puede "utilizar" la energía que se le envía y llegar a cian brevemente antes de perder ese estado otra vez. No se preocupe, esto es normal.

Igualmente, es importante tener en cuenta que el color radiestésico puede cambiar otra vez a "colores de invierno", después de una sanación exitosa. En estos casos, la persona puede necesitar hacer sanación con el péndulo diariamente por su propia cuenta, o puede que se necesite que usted lo haga por la persona. Si usted está haciendo trabajo de sanación con una persona críticamente enferma, puede ayudar a elevar su color radiestésico en intervalos regulares durante un período de tiempo (es decir cada cierto número de horas, cada día, etc.). Esto podría ayudar a la persona a mantener las condiciones óptimas para recuperar la salud.

Usted puede además, verificar en un diagrama cuándo su trabajo de sanación ha terminado. Una vez, ayudé a un enfermo de cáncer y después de varias sanaciones su color radiestésico mejoró, a pesar de que su salud no lo demostró al principio. Sentí que no podía hacer más y cada vez que revisaba su color, indicaba sanación (blanco), así que simplemente esperé y después de un par de semanas su salud mejoró significativamente.

A veces, se encontrará con una persona que está enferma, pero con un color radiestésico que indica que esta saludable. Es recomendable que usted varíe su estrategia de sanación basado en esta información.

Esto indica que los problemas de salud pueden están relacionados con enfermedades psicosomáticas o cuestiones kármicas, y ambas cosas pueden resolverse por reflexión y por comprensión. El enfoque de ambos problemas es similar. Usted hace el trabajo de péndulo para ayudar a la persona a aprender de sus lecciones de vida, a continuar y a sanar. Por ejemplo, aquí están algunos comandos de péndulo útiles para estas situaciones:

"Ayuda a esta persona a aprender lo que necesita aprender de esta enfermedad".

"Ayuda a esta persona a ver lo que tiene que ver, con el fin de sanar".

Como sanador, casos psicosomáticos y kármicos pueden ser difíciles para su ego. Esto es porque casos como estos, no se resuelven si la persona no está preparada para ver lo que la enfermedad esconde de él/ella. Adicionalmente, es posible que la persona necesite sufrir por una cuestión kármica en esta vida. En estos casos, es importante renunciar al apego del ego y entregar el resultado de la sanación a la divinidad. Así como el confiar en que usted está ayudando a la persona por medio de su trabajo de sanación, aunque usted no vea el "resultado". Su trabajo de sanación puede acelerar el proceso curativo "en el futuro" y sin duda, jugará algún papel significativo en el proceso de sanación de la persona. Siempre tenga fe en su trabajo de sanación, incluso aunque no vea ninguna evidencia del resultado de la misma.

¿Cómo sucede que una persona tiene un color radiestésico que indica salud, pero no está saludable?

El color radiestésico está separado del cuerpo. Es como un aura o una nube que le da al cuerpo "información" para mantenerlo saludable, excepto que algunas personas pueden bloquearlo y así tener poco o ningún efecto en ellas. Algunas personas incluso tienen la "señal" de salud (es decir, el color radiestésico cian), pero no pueden utilizarlo por alguna otra razón (tal como por presencia de negatividad). Sin embargo, estas personas son una minoría. Para la mayoría de las personas existe una correlación directa entre el color radiestésico y la salud.

Cuando usted cambia el color radiestésico de una persona al cian (azul-verde), esto debería regresar la salud a la persona. No obstante, otros factores pueden estar tomando parte durante la sanación. En algunos casos será suficiente modificar el color para conseguir un cambio en la salud. En otras ocasiones, tendrá que experimentar con la alteración de otras variables (como la capacidad de recibir, el amor propio, etc.) para generar un cambio notable.

La mejor analogía que puedo hacer es si usted está enfermo y tiene medicina en su botiquín, usted puede elegir tomarla o no tomarla. Si usted la toma va a mejorar. Si usted no la toma podría empeorar. El color radiestésico funciona de la misma forma. Usted puede tener un color radiestésico de salud estimulante (algo así como la medicina en el botiquín), pero a menos que su cuerpo lo utilice (es decir, que la tome) no tendrá ningún efecto.

En mi opinión, la mayoría de la sanación con péndulo funciona así. Estamos enviando "formas de pensamiento y energía" al aura de las personas y ellas pueden recibir o no esta información. Al igual que usted puede tomar o no el medicamento, aunque el medicamento existe en su botiquín.

En otras palabras, el color radiestésico es como un mapa para su auto (o tal vez un GPS hoy en día). Si sigue el mapa encontrará su camino. Si no sigue el mapa puede perderse, con todo, el mapa siempre esta allí.

Lo raro del color radiestésico (y muchas otras cosas que estamos modificando con el péndulo), es que la persona lo crea y del mismo modo lo refleja. Así como también el color puede ser alterado por el medioambiente (o por un sanador).

Usando la analogía del mapa, es como si una persona hace un mapa basado en su etapa de la vida, su salud y sus influencias externas. Este mapa refleja todo de regreso y la persona puede usarlo, o no. La mayoría de la gente utiliza el mapa. Aunque las personas que tienen color radiestésico bueno con salud debilitada, no están utilizando el mapa, a pesar de que la salud optima está disponible para ellos.

En todo caso, la mayoría de las personas tienen una correspondencia directa con su mapa y su salud. Si el mapa es bueno, ellos lo utilizan y puede encontrar su camino (por ejemplo, el sentirse saludable). Si el mapa que están haciendo no es apropiado (o si el medioambiente lo degrada), pueden perderse o tener problemas para encontrar su camino (es decir, sufren problemas de salud).

Revisión de Color Radiestésico en su Entorno

Cuando se realiza una sanación, puede ayudar el revisar el color radiestésico de su hogar, dormitorio, oficina o cualquier lugar donde usted pasa su tiempo. Si un lugar donde usted pasa mucho tiempo es verde– (verde negativo), negro, o infrarrojo, afectará negativamente su salud.

Puede ser sorprendente el saber que su dormitorio u otro lugar que usted frecuenta puede ser perjudicial para su salud. Este fenómeno se conoce como tensión geopática. Si se da cuenta de que un lugar en particular está en un color radiestésico que es perjudicial para su salud, deben tomarse medidas para corregir el problema, o continuarán los problemas de salud.

He experimentado con el uso del péndulo para cambiar el color radiestésico de un lugar. Si bien, resultó en un éxito limitado y el color radiestésico eventualmente regreso al color anterior, debido a que el problema fundamental no había sido resuelto. Está fuera del enfoque de este libro el explicar cómo solucionar permanentemente los problemas de estrés geopático. Una cosa que puede ayudar a aliviar el problema, es colocar el símbolo de Om en el lugar que tiene el color radiestésico perjudicial. Asegúrese de usar uno que no tenga el círculo dibujado alrededor de él, o neutralizará el efecto. Una impresión de computadora, o un dibujo a mano puede ser conveniente. También podría esculpirlo, o conseguir un azulejo con el Om impreso, etc. El símbolo de Om trabajará continuamente para purificar el ambiente del color radiestésico perjudicial. Asegúrese de revisar si está funcionando con el uso del diagrama de color radiestésico y el péndulo.

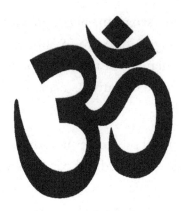

Por último, es interesante observar que los árboles y plantas son verde+ (verde positivo), y es una razón del porqué se siente terapéutico el tener plantas a su alrededor y el salir a la naturaleza. Si usted quiere un aumento en energía, encuentre un árbol sano y pídale permiso para tocarlo. Si se sienta contra el árbol o coloca sus manos en él, usted absorberá la frecuencia del verde+ (verde positivo). Esto igualmente explica en parte, el porqué las mujeres tienden a estar más en sintonía con la naturaleza comparado con los hombres, esto es debido a que el verde+ (verde positivo) es del mismo color radiestésico que el de un bebé sano.

Sanación en persona comparada a la sanación a distancia

Antes de realizar el trabajo de sanación de péndulo para otra persona, usted necesitará decidir si va a hacer la sanación en persona o una sanación a distancia. No hay diferencias en eficacia, ni en ambos métodos de trabajo. Algunos sanadores, sin embargo, reportan efectos más drásticos con sanación a distancia. Posiblemente, esto es debido a un mayor sentido de separación cuando se realiza la sanación a distancia. Otros sanadores solo trabajan con gente en persona. Es realmente una cuestión de preferencia.

Si usted está haciendo la sanación en persona, sostenga el péndulo sobre el plexo solar de la persona o sobre la parte del cuerpo que está teniendo problemas. Usted igualmente puede sostener el péndulo sobre un chakra.

Del mismo modo, si usted es un sanador avanzado, simplemente sosteniendo el péndulo en el aire en presencia de la persona funcionará. También puede hacerlo de esta forma al realizar sanación para usted mismo.

Por diversas razones, usted no siempre será capaz de realizar una sanación para alguien que esté presente físicamente con usted. O es posible que usted pueda sentirse incómodo sosteniendo un péndulo sobre usted mismo. En estos casos, puede crear una "tarjeta testigo" para ayudarle a hacer una sanación a distancia. La forma más sencilla de hacer esto es escribiendo el nombre de la persona en una tarjeta de papel. Luego, mantenga la tarjeta en su mano mientras dice el nombre de la persona tres veces, con su intención enfocada. Una vez hecho esto, la tarjeta esta ahora "vinculada" a esa persona. De ahora en adelante, cualquier esfuerzo curativo que realice utilizando el péndulo se transmitirá directamente a la persona que está siendo sanada.

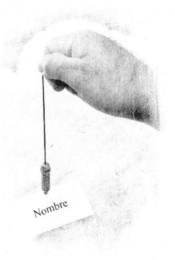

Nombre

No hay necesidad de utilizar la fotografía de una persona o un mechón de pelo. Si vincula la tarjeta a la persona, de la manera descrita anteriormente, las acciones curativas que haga sobre la tarjeta pasarán a esa persona. Trate de obtener el nombre de la persona escrito correctamente. Es importante señalar que el aspecto más importante es su intención de vincular la tarjeta a la persona. Realice la sanación del mismo modo que lo haría para usted mismo, o para alguien más, simplemente utilice la tarjeta testigo como sustituto de la persona.

Cuando haya terminado con la sanación, "desconecte" la tarjeta de la persona diciendo tres veces "regrese a su cuerpo" y luego sople tres veces con fuerza sobre la tarjeta.

Algunas personas me han preguntado si es absolutamente necesario hacer una tarjeta testigo. No lo es. Si usted tiene una conexión fuerte con alguien, o si es avanzado haciendo trabajo de sanación, se puede proceder sin hacer una tarjeta testigo. No obstante, recomiendo utilizar una tarjeta testigo si usted está empezando, o si usted quiere fomentar la confianza en la sanación a distancia. Yo utilizo una tarjeta para casi todos mis trabajos de sanación, pero no la uso cuando practico autosanación. Dicho esto, recomiendo usar la tarjeta, a menos que usted fuertemente sienta que no la necesita.

Las mejores horas y frecuencia para realizar sanación

Si es posible, trate de hacer su trabajo de sanación cuando la persona esté durmiendo o descansando. Cuando una persona está descansando, su guardia está baja y su cuerpo sutil está más abierto a la sanación. Esto no quiere decir que una sanación no funcionará en otros momentos; es únicamente que períodos de sueño y descanso son períodos óptimos. Cuando una persona duerme puede integrar la sanación de mejor forma, ya que el cuerpo sana durante el descanso.

Si una persona está utilizando activamente una computadora o teléfono celular –mientras que usted está haciendo una sanación– esto realmente puede bloquear sus esfuerzos de curación. También, si la persona participa activamente en una actividad estresante, esto puede obstaculizar sus esfuerzos.

Una vez que haya completado una sanación, puede que necesite volver a hacerla. No hay ningún tiempo establecido para cuando debe hacerlo.

Si la persona pide otra sanación o pide ayuda, entonces este es un buen momento para ayudarlos. A menudo, una persona sentirá alivio parcial de su esfuerzo curativo y le puede pedir que continúe, hasta que se resuelva la condición (esto es especialmente cierto para los casos simples como un dolor, así como un dolor de estómago). Si usted está haciendo una sanación a distancia, puede verificar con la persona después de la sanación y ofrecerle ayuda una vez más, si la persona lo desea.

Asimismo, puede determinar el número de sesiones que crea que necesite la persona, o la frecuencia de las sesiones con la ayuda de su péndulo. La forma más sencilla de hacerlo es utilizando un diagrama de una recta numérica, como la siguiente. Inmediatamente, pregúntele a su péndulo cuántas sesiones necesita la persona, o usted puede utilizar su intuición para determinar el número de sesiones necesarias.

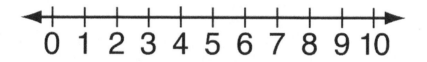

El protocolo básico de sanación con péndulo

En este capítulo, le llevaré paso a paso a través de un protocolo de sanación de péndulo. Con el fin de que usted –fácilmente– pueda hacer una sanación en sí mismo. Todo lo que necesita hacer es seguir los pasos y usar los mensajes de comando que le he proveído. Voy a explicar los conceptos en otros capítulos. Esto es para proporcionarle una plantilla fácil de seguir, que le proporcionará resultados inmediatamente.

Paso 1: Inicie su trabajo con una oración.

Este es un ejemplo que puede utilizar, o puede hacer su propia oración.

"Estimado Poder Superior, te entrego esa sanación. Ruego... que esté en el más alto bienestar para mí, para la persona a la que estoy sanando y para todos los interesados."

Usted, de la misma forma puede invocar la ayuda de aliados espirituales, protectores y guías.

Luego, usted puede centrarse, relajarse y entrar en un "estado meditativo".

Paso 2: Reúna información.

   a) Haga que la persona describa la situación en sus propias palabras.

b) Tome nota, o haga que la persona las escriba.

c) Busque pistas que le ayudarán a enfocar su esfuerzo curativo.

d) Observe si la persona proporciona la solución para su propia sanación.

Paso 3: Reformule lo que dice la persona, en términos positivos

Escriba estas declaraciones positivas en una tarjeta con el nombre de la persona.

En otras palabras, si la persona dice "Me quemé mi dedo".

Escriba, "su dedo está sano" en la tarjeta de papel (tarjeta testigo).

Usted utilizará estas declaraciones positivas en el paso 7 del proceso curativo.

Paso 4: Comience la sanación al aumentar la capacidad de la persona para recibir.

El aumentar la capacidad de una persona para recibir, es un buen lugar para empezar una sanación. Si la persona no está abierta a recibir, sus esfuerzos de sanación no tendrán mucho efecto.

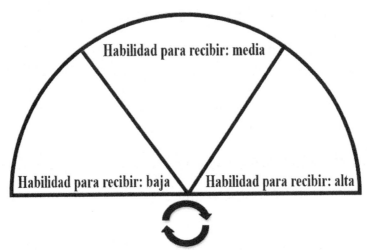

El comando para el péndulo es:

"Aumenta la capacidad para recibir al más alto nivel de (la persona, o parte del cuerpo)".

Si hace esto correctamente, el péndulo girará sobre el diagrama cuando termine. Eso significa que usted ha proporcionado energía en exceso –la cual– la persona puede utilizar con el tiempo. Buen trabajo.

Si al decir el comando el péndulo no gira, dele algo de tiempo para que el péndulo se estabilice. Revíselo más tarde. Si es necesario, repita varias veces el comando hasta que el péndulo gire.

Paso 5: Aumente el deseo de vivir y la vitalidad

A continuación, puede aumentar la voluntad o el deseo de vivir. Nota: el deseo de vivir no es igual a la vitalidad (lo que haremos a continuación). Gente con gran vitalidad ha cometido suicidio. El aumentar las ganas de vivir, ayuda a asegurar que la persona que se está sanado —o la parte del cuerpo— quiere estar presente para sanarse.

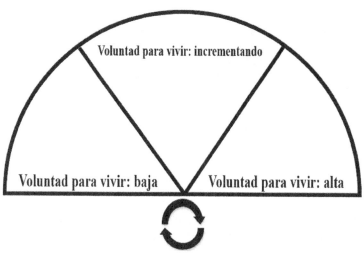

La más alta voluntad para vivir

El comando para el péndulo es:

"Cambia (la parte del cuerpo/persona) para que tenga la más fuerte voluntad para vivir".

A continuación, trabaje en la vitalidad de la persona y en cualquier otra parte del cuerpo que esté afectada.

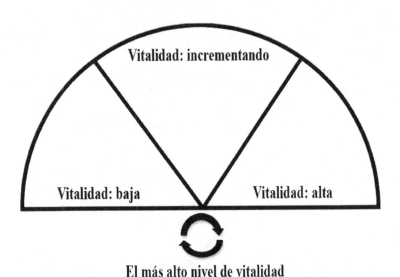

El más alto nivel de vitalidad

El comando para el péndulo es:

"Aumenta la vitalidad a 1000 %" (sé que esto no es un número real, es solo para crear un exceso de vitalidad para que la persona lo utilice).

Paso 6: Verifique el color radiestésico.

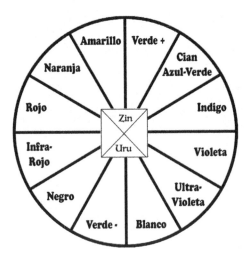

Comando para el péndulo:

"¡Cambia el color radiestésico de (la parte del cuerpo/persona) a cian (azul-verde)!"

(Cian es el color de la salud óptima).

Tenga en cuenta que después de la sanación, la persona puede no estar en cian (azul-verde), o puede estar en cian, pero luego de un corto tiempo podría haber regresado al color previo a la sanación. En ese caso solo repita la sanación. El cuerpo utilizará la energía, algunas veces el cuerpo solo necesita un aumento en la energía.

Paso 7: Formule sus propios comandos

Ahora puede tomar las declaraciones positivas de la entrevista con el cliente y hacer sus propios comandos relacionados con la situación.

Los posibles comandos incluyen:

Incrementa o Decrece

Agrega o Remueve

Cambia o Transforma

Tenga en cuenta que si reduce, decrece o elimina con los comandos del péndulo, usted debe añadir algo nuevo, después de utilizar esos comandos. Es decir, si usted utiliza el péndulo para disminuir la forma negativa de pensamiento de una persona, entonces debe aumentar las formas de pensamiento positivas para llenar el vacío. Use su creatividad en esta parte y también utilice la información recopilada durante la entrevista.

Utilizando el ejemplo del dedo quemado.

Utilice los siguientes comandos:

"Remueve el exceso de calor".

"Agrega frescura".

"Reduce los efectos del calor en el dedo".

"Incrementa la salud de las células de la piel del dedo".

"Cambia/Transforma la piel quemada en piel saludable".

Paso 8: Realice cualquier otro tipo de sanación que crea apropiada

En este paso, usted puede hacer otras formas de sanación con las que este familiarizado. Esto podría incluir la sanación energética, sanación con cristales, oración de sanación, acupuntura, masaje, o cualquier otra modalidad de sanación que sienta ayudaría a la persona a mejorar. En esta etapa la persona está más receptiva a sus esfuerzos de sanación, porque el péndulo ha creado las circunstancias favorables para sanar. La sanación con péndulo puede combinarse con los cuidados médicos a la vez; asimismo, se puede hacer antes y después de procedimientos médicos.

Paso 9: Cierre con las etapas de sanación.

Las etapas de sanación ayudan a la persona a integrar todo lo que ha pasado hasta este punto.

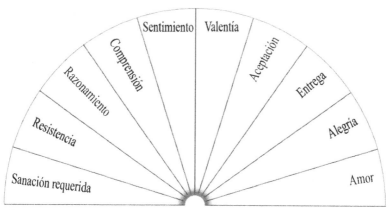

Diagrama de las Etapas de Sanación. Erich Hunter Ph.D.

Comando para péndulo:

"Lleva esta parte del cuerpo/persona a través de las etapas de sanación para llegar al amor."

Deje que su péndulo gire alrededor y que luego se equilibre. No se preocupe si la persona no llega a la etapa de amor. El acto de hacer esto, ayudará a la persona a procesar la sanación que acaba de realizarse y le permitirá continuar si la persona estaba detenida en una etapa de sanación.

Ahora usted puede dar gracias al cerrar la sanación.

Paso 10: Escriba un informe de sanación

En este paso, usted escribe un informe que brevemente explica a la persona la sanación que usted ha realizado, cuantas sesiones más requieren y cualquier información adicional que pueda ayudarles. Puede sugerir pasos que la persona puede tomar hacia la autosanación (por ejemplo, el hacer oración, mantra, trabajo de péndulo, etc.). También usted puede guiarlos hacia otras modalidades curativas (como masaje, acupuntura, cambios en la dieta, otro sanador, etc.). Tenga cuidado de únicamente sugerir y no prescribir. Su papel es guiar a la gente a investigar cosas por sí mismos y consultar con sus médicos antes de realizar cualquier cambio, o después de cualquiera de sus sugerencias. No se moleste si sus sugerencias son ignoradas, ya que corresponde a la persona decidir seguirlas, o no.

Para aprender a escribir el informe de sanación consulte el capítulo "¿Cómo escribir un informe de sanación?"

Ejemplo de sanación para "Alivio Rápido"

En caso de emergencia, puede que usted necesite proporcionar alivio de dolor rápidamente. Aquí está un ejemplo común que se desvía ligeramente del protocolo de sanación básico.

Ejemplo #1.

Una persona recibe una quemadura menor en la estufa y pide su ayuda.

1) Rápidamente, haga una oración a la Divinidad y entregue el resultado a la voluntad divina.

2) Sostenga el péndulo sobre el área quemada y comande al péndulo:

"Elimina cualquier exceso de calor" – espere a que el péndulo se balancee.

"Envía frescura a la zona quemada" – espere a que el péndulo se balancee.

"Lleva el nivel de vitalidad de la piel a 1000 %" – espere a que el péndulo se balancee.

"Aumenta la voluntad de vivir de la piel al más alto nivel" – espere a que el péndulo se balancee.

"Cambia el color radiestésico a cian" – espere a que el péndulo se balancee.

3) La persona debería indicar que siente alivio bastante rápido. Si no, trate la quemadura con métodos más tradicionales. Sugiera a la persona a que acuda al médico si es necesario.

4) En silencio, dé gracias por la sanación.

5) Monitoree la quemadura en los próximos días para asegurarse de que está sana. Realice trabajo adicional con el péndulo (ya sea en persona o remotamente), si es necesario. Puesto que no es una situación urgente, a estas alturas, usted puede invertir más tiempo realizando el protocolo completo.

¿Qué pasa si las lecturas no cambian después de una sanación?

Después de haber terminado una sanación, usted podría decidir verificar los niveles de vitalidad, voluntad para vivir, color radiestésico, fase de sanación, etc. Todos los anteriores deben haber mejorado significativamente, en comparación de donde estaban cuando usted comenzó. Si los niveles no han cambiado, o si aparecen inferiores que antes, no se preocupe. Hay varias cosas que puede hacer para corregir esto.

1) Puede esperar unos minutos y puede volver a verificar los diferentes niveles. A veces toma tiempo para que los niveles aumenten. Si espera unos minutos usted puede obtener una lectura diferente. Solo, dé a la sanación unos minutos para establecerse.

2) Tiene que hacer más trabajo de sanación. El cuerpo tomó la energía rápidamente, o algo más ha surgido para ser sanado. Observe si su intuición le dice si necesita hacer cualquier trabajo de sanación adicional, revise el gráfico de colores radiestésicos, o pregúntele a la persona ¿cómo se siente?, o si algo ha surgido en ellos que necesite sanación. A veces, cuando usted piensa que ha terminado es posible que usted deba proporcionar más sanación.

Por lo general, estas acciones se traducirán en una mejoría en las lecturas. Cuando algo aparece no estar del todo bien, no asuma que cometió un error o que realizó un mal trabajo. Asuma que hay más por hacer y que es un rompecabezas interesante que usted está tratando de resolver para ayudar a la persona a mejorar.

Otra cosa a destacar es que, a pesar de que las lecturas de una persona mejorarán al final de la sanación, la persona podría no sentirse mejor inmediatamente. Esto es debido a que a veces tarda un tiempo para que la sanación se "establezca" y/o puede requerir más sesiones. Si usted observa que una persona requiere más trabajo de sanación, hágale saber. Usted puede preguntarle a su péndulo cuantas sesiones más la persona requerirá, hasta que lo que usted necesite hacer se complete.

Ética de sanadores

Cuando se hace sanación, sugiero que usted se adhiera a un código de ética. Esto le ayuda a mantener positivo el trabajo de sanación y garantiza que usted obtendrá los mejores resultados en cada situación en que este trabajando.

Aquí están mis directrices sugeridas:

Ofrezca su sanación por amor y para el mayor bien de la persona, usted y todos los interesados.

Muchos sanadores cometen el error de no hacer esto. Como resultado, pueden enfermarse al realizar una sanación o tratan de imponer su voluntad a otros. Al hacer esta afirmación en el inicio, usted puede estar seguro de que su trabajo de sanación no le drenará. Además qué, solamente afectará a la persona de forma positiva −si es para el bien más alto de él/ella. Esto también le da pase libre, para efectuar sanaciones para personas incluso si no han dado consentimiento para la sanación (por decir, alguien en el hospital), a causa de que es un acto de amor.

Deje ir cualquier apego al resultado. El ego quiere resultados. Usted está llamado a desempeñar un papel. Realice su mejor esfuerzo y luego deje ir el resultado.

He encontrado que, ser identificado con los resultados de mi trabajo de sanación es la forma más segura de anular sus efectos. Es genial cuando alguien nos dice que lo que hicimos realmente le ayudó, pero es la parte negativa del ego la que quiere resultados. He encontrado que podemos llevar acabo sanación de muchas maneras. Algunas de ellas son obvias, algunas de ellas son sutiles. La sanación puede ser física, mental, emocional y/o espiritual. Nunca se sabe cómo alguien será influenciado de una manera positiva, debido a su trabajo de sanación. Así que confíe en el proceso y crea que cualesquiera acciones que usted tome son las correctas, independientemente de los resultados.

Únicamente use sus poderes para el bien, no importa que tan tentado o justificado se sienta para herir a alguien.

Una vez que empiece a realizar este trabajo, se dará cuenta de que puede influenciar su mundo. Podría existir una tentación para usar sus poderes en formas que podrían dañar a otros. Los seres humanos muy fácilmente pueden justificar la violencia, el odio y la venganza por razones morales, o simplemente por razones justas. Sugiero sin importar que tan tentador o justificado sea, usted no siga ese camino ni una sola vez, aunque se sienta tentado, o justificado. Le pido que solo utilice este trabajo para aumentar la cantidad de amor en el mundo.

Siempre confíe en sí mismo. Nunca dude de sus esfuerzos de sanación.

Cuando realice este trabajo, aprenda a confiar en usted mismo y a seguir su intuición. Nunca dude de sus acciones. Siempre confíe en sí mismo y lo que decida hacer durante una sanación. Una vez que la sanación se realiza, tenga confianza que sus esfuerzos han terminado por el momento y que van a funcionar, si están supuestos. Cuanta más fe usted tenga en sí mismo y cuanto más independiente se convierta, más eficaz será su labor de péndulo.

¿Cómo escribir un reporte de sanación?

Si usted está haciendo una sanación, puede ser útil crear un informe de la sanación. Esto es especialmente cierto, si la persona está pagando por la sanación. El informe curativo, proporciona información para la persona que usted está ayudando. Brevemente, les dice lo que realizó y también proporciona sugerencias, para futuras acciones que pueden tomar para mejorar su salud. De la misma manera, le proporciona a usted un registro, en caso de que esa persona le contacte de nuevo para una nueva sesión. Puede utilizar este formato general para ayudarle a crear su propia versión del informe de sanación. No dude en modificarlo de acuerdo con sus necesidades.

Informe de Sanación para: (Nombre de la Persona)

Fecha:

Registrar el nombre de la persona y la información de contacto aquí. Del mismo modo, anote la fecha.

Mensaje Original:

Escriba aquí la expresión exacta en palabras utilizada por la persona. Utilice esto para ayudarle a determinar en qué centrarse durante la sanación. Incluso, usted puede mantenerlo como un registro para recordar cuales fueron los temas en los que trabajó. Igualmente, yo utilizo esta sección para reformular las quejas de la persona en frases positivas, que luego puedo usar en la sesión. Por

ejemplo, si alguien experimenta dolor en el pie –reescribirlo–
como "el pie se siente muy bien".

Una vez que haya grabado esta información, asegúrese de clarificar
cualquier duda que usted tenga, acerca de lo que está pasando
directamente con la persona. Muchas veces las personas saben
exactamente lo que está mal en ellos y en esta sección, se puede
obtener esa información y utilizarla para la sanación. Yo no
pretendo ser psíquico o ser médico, por lo tanto, no diagnostico a
nadie. Utilizo la información que me dan para realizar la sanación.
Yo realizo preguntas basadas en presentimientos, intuición y guía
divina.

Observaciones:

Aquí, usted puede escribir las observaciones que realizó durante la
sanación y cualquier "descarga intuitiva", que pueda haber tenido.
Por observaciones, me refiero a cosas que notó acerca de la
persona que está sanando o cosas que reparó durante la sanación.
Tal vez, durante la sesión usted pudo notar algo que la persona
hablaba o actuaba y le ofreció una distinta impresión, que se
relacionó con su sanación. Posiblemente usted percibió que existe
energía estática o bloqueos energéticos. Quizás, la Divinidad le dio
un mensaje a usted, acerca de lo que debe enfocarse durante la
sanación. Cualquier impresión que usted haya obtenido puede
registrarla aquí.

La Sesión de Sanación:

Me gusta mencionar brevemente el trabajo que realicé. Si usted
está haciendo una sanación a distancia, la persona puede que no
tenga idea de cuánto trabajo puso en su sanación. De esta forma,

la persona se da cuenta en lo que usted trabajó. No es necesario entrar en detalles elaborados. Solamente haga una lista de los protocolos utilizados y cualquier cosa especial que llevó a cabo durante la sanación (entre otros, tratamiento de péndulo básico, recuperación del alma chamánica, sanación energética, oración no-denominacional, etc.).

Sesiones de Sanación Requeridas:

Puede preguntarle a su péndulo con un gráfico de números, o puede utilizar su intuición. Sca honesto en esto. Exprésele a la gente exactamente lo que usted piensa. Depende de ellos decidir si quieren trabajar con usted de nuevo, pero usted puede sugerir cuantas sesiones crea que necesitan. Muchos sanadores se saltan este paso y es una gran desventaja para la gente que están ayudando. He visitado sanadores en el pasado, quienes realizaron una sesión de sanación y al terminar me dejaron confundido en cuanto a lo que yo tenía que hacer, luego de la sanación. Al decirle a la persona cuántas sesiones necesita, le está dando información muy valiosa que él/ella no puede determinar por cuenta propia.

Información adicional que puede ser útil:

En esta sección le digo a la gente exactamente lo que yo recomiendo que pudieran hacer para continuar su sanación. Brindo instrucciones y sugerencias. Podría ser cualquier cosa desde oración, cambios en la dieta, conseguir ayuda profesional de otros sanadores, etc. Es bueno involucrar a las personas en su propia sanación, si están abiertas a hacerlo. Esta es la sección donde usted les ofrece lo pasos a seguir, y lo que pueden hacer. Incluyo el aviso legal acerca de ver a su médico antes de intentar cualquiera de mis sugerencias. Trate de escribirlo de forma en que le ofrezca a la persona opciones y evite palabras como "debería" o "necesita". Estas son solo sugerencias, pueden tomarlas o dejarlas. Mantenga esta sección opcional, pero informativa.

Cierre de la sanación:

Yo utilizo lo siguiente:

Una vez más gracias por pedir mi ayuda.

Por favor, contácteme si tiene cualquier pregunta o duda.

Atentamente,

Erich Hunter

Siempre incluyo una nota al final, invitando a la persona a contactarme con cualquier pregunta que haya surgido. De esa manera, la persona se siente cómoda comunicándose con usted y también aumenta la probabilidad de que volverá a buscar sus servicios nuevamente, ya que usted puede ser contactado fácilmente. Trato de responder tantas preguntas como pueda. Pienso que esto, ayuda a las personas a las que usted atiende.

Aviso Legal

En algunas partes del mundo usted no puede hacer legalmente la sanación espiritual de otra persona. En los Estados Unidos, en el estado de California donde viví, se puede realizar sanación con péndulo, mientras proporcione un aviso legal o una exención de responsabilidad a la persona con la que está trabajando. Este aviso básicamente, dice que no soy un doctor en medicina. Esta es una declaración general que puede trabajar para usted. ¡¡¡¡¡¡Verifique sus leyes locales!!!!!! California tiene los puntos exactos requeridos establecidos en un documento legal, que se puede encontrar en línea. Este es el que utilizo.

No hay garantía que los servicios del Dr. Hunter resolverán una condición particular.

Yo (Erich Hunter) informo a los clientes, en esta declaración escrita, con lenguaje sencillo, la siguiente información:

A. No soy médico con licencia.

B. El tratamiento es alternativo o complementario a servicios de sanación licenciados por el estado de California en Estados Unidos.

C. Los servicios a ser proporcionados no están licenciados por el estado.

D. La naturaleza de los servicios a ser proporcionados se basa en sanación espiritual y energética.

E. La teoría del tratamiento en que se basan los servicios: sanación espiritual, sanación energética.

F. Mi educación, entrenamiento, experiencia y otras calificaciones con respecto a los servicios a ser proporcionados: autoestudio, guía espiritual.

Busque ayuda de profesionales médicos con licencia para todos los problemas de salud.

Riqueza: Creación de abundancia y prosperidad

¿Cuál es su definición de riqueza, abundancia o prosperidad? ¿Incluye solo dinero? Mientras que esta sección se enfoca en finanzas, quiero que usted reflexione sobre la siguiente historia, antes de pensar si el dinero es la respuesta a sus problemas.

Una vez estaba ayudando a un hombre muy rico. Era un ejecutivo de nivel alto de un gran banco, tenía varias mansiones en diferentes partes del país, un lagar y una flota de autos deportivos y autos antiguos costosos. De hecho, me dijo que cada vez que se sentía deprimido él se compraba un auto nuevo y que tenía el garaje lleno de ellos. Usted creería que este hombre lo tenía todo, pero él vivía una vida de desesperación. Él ya no amaba a su esposa y no tenía casi ninguna relación con sus hijos. Él quería dejar su trabajo y trabajar en su lagar, aunque temía que no sería capaz de apoyarse financieramente, debido a que sus hábitos de gasto habían creado un escenario similar a un "castillo de naipes". En donde cualquier pérdida de ingresos, podría ser la causa de un colapso financiero. De alguna manera todavía podía comprar autos nuevos, ya que era lo único por lo que vivía hasta ese punto. Él también tenía problemas con el corazón y me dijo que su trabajo lo iba a matar. Más si reducía sus horas de trabajo o tomaba tiempo libre, sus compañeros de trabajo podrían sospechar algo y tomar ventaja para sacarlo de su posición. Él me indicó, que él deseó originalmente ser escritor, no obstante, era bueno haciendo dinero y por lo tanto hizo su carrera en finanzas. De todos modos, el punto de todo esto es darse cuenta de que el dinero no trae la felicidad. La realidad es que, su actitud ante la vida es lo que le hará feliz, tenga o no riqueza.

Con esto dicho, una forma de aumentar la cantidad de riqueza que tiene en su vida es aumentando su capacidad para recibir. Esto hace sentido porque para tener riqueza, uno tiene que estar abierto para recibir en orden de obtenerla. Si usted está interesado en sanación, lo más probable es que usted da mucho a los demás, pero está reacio a recibir. A menudo, hay un desequilibrio.

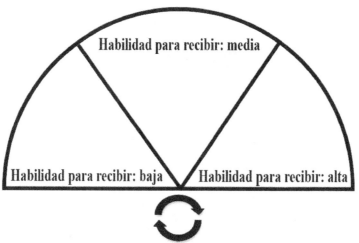

Utilice los siguientes comandos de péndulo para corregir ese desequilibrio. Usted puede medir su capacidad de recibir antes de decir estos comandos, sin embargo, no la escriba o puede ser más difícil de cambiar. Asimismo, para hacer más eficaces las órdenes de péndulo puede mantener su péndulo sobre un tetractys si hace trabajo de autosanación.

Este patrón de puntos, era una parte central de la escuela de misterio de Pitágoras e influenció a cabalistas más adelante. Simboliza los cuatro elementos, la organización del espacio en dimensiones y tiene una energía agradable, por lo que le dará apoyo al hacer una autosanación.

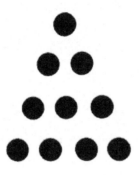

Sostenga su péndulo sobre el tetractys y diga una declaración positiva para comenzar la sanación.

Aquí están unos comandos:

"Aumenta mi capacidad para recibir al más alto nivel".

"Aumenta mi capacidad para recibir abundancia financiera al más alto nivel".

"Cámbiame a alguien que pueda recibir, bajo gracia de manera perfecta".

Si tiene éxito, su péndulo girará en círculos mientras usted lo sostiene sobre el diagrama de la capacidad para recibir. Esto indica que usted ha dado un exceso de energía, para extraer durante cierto tiempo, hasta que el trabajo que acaba de realizar tome efecto.

La clave es estar abierto para poder recibir, porque la mayoría de las personas se limitan a trabajar o hacer algo para conseguir riqueza financiera. Mucha gente piensa que tienen que "trabajar muy duro para hacer dinero", o que la vida es una lucha, pero hasta cierto punto, estas son actitudes que uno puede adoptar y no reflejan necesariamente la realidad. ¿Qué pasaría si usted estuviese dispuesto a recibir, en lugar de entretener actitudes previas? Así que, en lugar de trabajar "duro por su dinero", un mejor pensamiento es que está recibiendo dinero sin esfuerzo y fácilmente, sin tener que trabajar duro para ganarlo. He adoptado esta actitud y recibo dinero en grandes cantidades, de diversas maneras. A veces, incluso me sorprende cómo sucede aunque me he abierto a recibir y eso facilita que el dinero aparezca. Esto no significa que usted no hace ningún esfuerzo; solo permite que la abundancia llegue, sin bloquearla con ideas preconcebidas sobre cómo debería llegar.

Comandos para el péndulo:

"Yo recibo mucho dinero fácilmente, bajo gracia de manera perfecta".

"El dinero siempre me viene fácilmente cuando lo necesito, la divinidad es la fuente de mi provisión.", "Yo siempre recibo mucho dinero fácilmente".

Encuentre formas de aumentar su capacidad para recibir durante su vida diaria. La próxima vez que alguien le ofrezca algo, acéptelo con gracia para practicar el recibir.

Ahora, mida su nivel de vitalidad. Tome una lectura con su péndulo y haga una nota mental de la lectura.

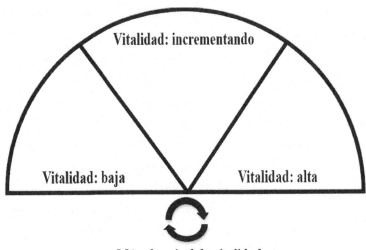

Más alto nivel de vitalidad

Comando para el péndulo:

¿Cuál es mi nivel de vitalidad?

Ahora vamos a utilizar esta información para demostrar el poder de creencias limitantes. ¿Puede recibir abundancia financiera si sus creencias sobre la riqueza, abundancia y prosperidad le limitan? Por ejemplo, si cree que la gente adinerada es codiciosa, ¿quiere ser rico?

Quiero que en este momento, piense en una creencia limitante que tiene sobre el dinero, riqueza o abundancia. Ahora diga la creencia limitante y mida otra vez su vitalidad. ¿Aumentó su vitalidad, o disminuyó después de decir la creencia limitante?

Ahora vamos a transformar sus creencias limitantes utilizando el péndulo.

Como primer paso, tome la creencia limitante y transfórmela en una que sea positiva. Si no está seguro de esta creencia, puede medir su vitalidad antes y después de decirla. Si su vitalidad aumenta después de redactar la creencia, usted puede seguir utilizándola de ahora en adelante.

Ejemplo:

Creencia limitante: **"No puedo hacer mucho dinero"**.

Revisada: **"Transfórmame en alguien que puede hacer mucho dinero, bajo gracia de manera perfecta"**.

Ahora es su turno. Identifique tantas creencias limitantes como le sea posible y transfórmelas en creencias positivas que le soporten.

Liste sus nuevas creencias positivas aquí, sostenga su péndulo sobre el tetractys y diga una a una, sus nuevas creencias hasta que el péndulo deje de girar y se equilibre.

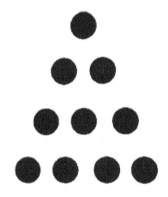

Sanación de Chakras para Abundancia

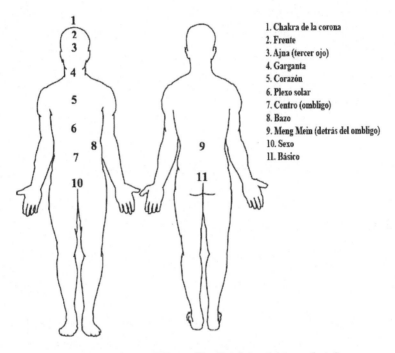

1. Chakra de la corona
2. Frente
3. Ajna (tercer ojo)
4. Garganta
5. Corazón
6. Plexo solar
7. Centro (ombligo)
8. Bazo
9. Meng Mein (detrás del ombligo)
10. Sexo
11. Básico

Los chakras presentados por el Maestro Choa Kok Sui es el sistema adoptado por el autor. Este sistema esotérico es más completo que el sistema tradicional de los siete chakras que es popular con el público en general.

La salud de su sistema de chakras puede afectar la cantidad de abundancia en su vida. Un ejemplo obvio es su chakra raíz (o chakra básico). Si este chakra no es fuerte, será difícil tener abundancia material ya que este chakra lo conecta a la tierra y trae energías vitales al resto de su cuerpo. Personas que tiene gran alcance haciendo dinero tienen un chakra raíz fuerte.

Para sanar sus chakras:

1) Tome su péndulo e imagine sus chakras, luego sostenga su péndulo sobre el tetractys. Si usted está haciendo sanación

con una persona, sostenga el péndulo sobre el plexo solar de la persona.

2) Utilice los siguientes comandos uno por uno. Espere a que exista equilibrio y luego pase al siguiente.

- **"Abre todos los chakras".**

- **"Remueve todos los bloques en los chakras".**

- **"Optimiza los chakras".**

- **"Aumenta la vitalidad de todos los chakras a 1000 %".**

- **"Armoniza todos chakras".**

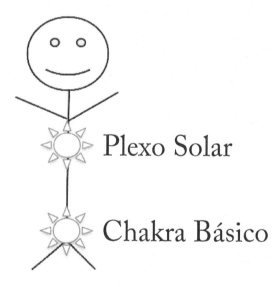

Plexo Solar

Chakra Básico

Diagrama de los chakras.

Si está haciendo una sanación para una persona, sostenga su péndulo sobre el plexo solar de la persona. Si está realizando una autosanación, mantenga el péndulo en el aire, o sobre una tarjeta testigo.

Del mismo modo, usted puede fortalecer un chakra. Aquí están los comandos:

"Fortalece mi chakra básico para que funcione óptimamente".

"Fortalece mi chakra básico, bajo gracia divina de manera perfecta".

Cambie sus Pensamientos acerca del Gasto de Dinero

Últimamente, al pagar una factura, al ir a la tienda, al darle a alguien un regalo financiero o donación a la caridad, realmente espero recibir más dinero (un excedente de hecho) para felizmente gastarlo, o regalarlo. Debido a esta práctica, el dinero viene a mí en formas inesperadas y siempre tengo dinero. Por ejemplo, recientemente recibí un cheque por $400 de mi compañía de seguros, diciendo que decidieron bajar mi tasa de seguro y me dieron un descuento (yo no lo pedí, solo ocurrió). La última vez que fui a la tienda de Apple para reparar un teléfono, terminé recibiendo uno nuevo –gratis y sin cargo alguno por el servicio (un valor de $400). Cada vez que voy a firmar un cheque para un pago, dibujo una carita feliz al lado. Básicamente, yo imagino el gastar dinero y regalarlo, un acto feliz. Asimismo, yo completamente espero que más dinero está llegando y que tengo un exceso de dinero en todo momento.

Ahora, use el péndulo de nuevo y pruebe los siguientes comandos. No dude en modificar, o hacer sus propios comandos. Su péndulo se puede sostener sobre el tetractys de nuevo para darle más energía.

Comandos para el péndulo:

"El gastar dinero me hace más dinero del que tengo actualmente (esta acción me da exceso de dinero), bajo gracia Divina de manera perfecta".

"Cuanto más doy, más recibo, así que siempre tengo un excedente de dinero, por el bienestar mayor de todos los interesados".

"Felizmente regalo dinero a quienes quiero ayudar, sabiendo que mis necesidades siempre se solventan en abundancia, bajo gracia Divina de manera perfecta".

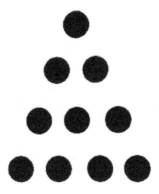

¿Alguna vez ha estado involucrado en una transacción financiera de alto riesgo? Su péndulo le puede ayudar, creando un aura de protección psíquica y cambiando la conciencia de cualquier situación en que usted esté envuelto. Esto podría ser la compra de un artículo de alto valor como una casa, una transacción de negocios importante, o incluso algo así como su cuenta de corretaje. Aquí están los comandos a utilizar.

Comandos para el péndulo:

"Estoy protegido(a) durante esta transacción financiera. Lo que es mío no puede ser perdido".

"Estoy protegido de cualquier daño, bajo gracia Divina de manera perfecta".

"Esta transacción se da tranquilamente y todos los interesados salen ganando, bajo gracia Divina de manera perfecta".

"Lo que es mío por derecho divino no puede ser perdido, bajo gracia Divina de manera perfecta".

Recibiendo Dinero que Legítimamente le Pertenece (Recibiendo pago de deudas)

¿Es dueño de un negocio y tiene que cobrar facturas impagadas? ¿Se le debe dinero por algo que vendió, dinero que prestó, o por algún servicio que ofreció? Tal vez, usted necesita cobrar una reclamación de seguro, o un arreglo legal. He encontrado que los siguientes comandos son muy efectivos. Literalmente, he ayudado a gente a recuperar miles de dólares de deudas impagas con esta técnica.

Comandos para el péndulo:

"(Nombre de la persona) págueme ahora. Envíeme/págueme el dinero que me debe por _____ ahora, si está en el bienestar más alto de todos los involucrados".

"(Nombre de la persona) envíe mi cheque por correo ahora. Págueme ahora, si está en el más alto bien de todos los interesados".

Solo realice este procedimiento si realmente sabe que alguien le debe el dinero y si es justo. Por favor, sea honesto con respecto a esto. No funcionará si usted es codicioso, o si el dinero no es suyo. Igualmente, incluya dar una cláusula de escape con cualquier comando que utiliza. Esto es en caso de que pueda perjudicar a la persona que le debe el dinero.

Protección en la Corte o Durante un Juicio

Si alguna vez se encuentra en una disputa legal injusta, el trabajo de péndulo y la protección espiritual pueden ayudarle. Una cosa que nadie está preparado para recibir en un caso judicial, es el recibir amor. Por lo tanto, es muy difícil defenderse contra alguien que envía amor, perdón y bendiciones con el péndulo, y puede ayudar a conseguir un resultado exitoso/justo en la corte.

Recientemente, ayudé a una persona a ganar un caso judicial, ya tres veces en apelación. Esta persona irremediablemente se enfrentó contra una potencia financiera en una situación injusta. No había manera alguna de que esta persona debería haber ganado el caso. Aun así, con la ayuda del péndulo no únicamente ganó el caso sino también consiguió miles de dólares (por lo menos diez mil dólares), de ayuda legal gratuita y el caso fue presentado a la corte más alta en el estado, por lo que no puede ser apelado. Debido a este precedente legal, otras personas en una situación similar ahora se benefician de esta victoria legal, mientras que antes habrían perdido injustamente sus casos. Dicho esto, usted puede probar los siguientes comandos:

"Envía amor incondicional a todos los abogados, jueces, jurados y secretarios de la corte envueltos en mi caso", "Yo los bendigo".

"Bendigo y perdono a las partes contrarias, totalmente y sin condiciones".

"Divinidad, te pido que este caso sea entregado a ti para el resultado y el bienestar más alto de todos los interesados".

"Muéstrame lo que necesito ver/saber con el fin de tomar acciones para liberarme de deudas kármicas, o servidumbre a otras personas".

Use el péndulo para pedir ayuda espiritual, pedir el resultado más alto para todos los interesados en el juicio. Renuncie a la idea de ganar. Pida en su lugar un resultado beneficioso para todos y libertad de deudas kármicas.

Además del trabajo con el péndulo, se sugiere fuertemente que invoque aliados espirituales beneficiosos para protegerle. Yo invoqué a un Dios poderoso para proteger a la persona, en el caso descrito anteriormente. Igualmente, coloqué su tarjeta testigo en una cámara de cristal con los nombres de Santos, y las imágenes de una serpiente de cascabel, de un puma y Jesucristo, todo alrededor de la tarjeta testigo. Guardé la tarjeta testigo allí durante varios meses y realice meditaciones de amor de forma regular enviando amor a las partes contrarias.

Otro punto clave es que las batallas legales a menudo incluyen el karma no resuelto. Así que si se encuentra en uno (karma no resuelto), comience a intentar ver qué lecciones espirituales usted puede aprender de él. Cuanto más aprende, es más probable que usted será capaz de liberar los lazos kármicos que le frenan. Esto tiene sentido, porque a menudo usted estará molesto o lastimado por la persona con la que está en contra en la batalla legal; por lo que necesita renunciar a la metáfora de la guerra y abordar la situación de un lugar de perdón y amor. Si no está dispuesto a hacer este trabajo completamente y a renunciar a la idea de ganar, no será exitoso.

Otras maneras de Aumentar la Riqueza, Abundancia y Prosperidad

• Cultive gratitud. Esté agradecido por lo que tiene. Esto aumentará su capacidad para atraer a más. Use el péndulo para reforzar esto.

• "No adore a falsos ídolos" recuerde que la Divinidad es su fuente de abundancia, no su cuenta bancaria. Llame a la Divinidad para obtener ayuda con el aumento de la abundancia en su vida. Use el péndulo para fortalecerlo.

• Una gran manera de aumentar la abundancia en su vida es ayudar a otras personas. Yo llamo esto, el hacer depósitos en el "Banco de Karma Cósmico". Hay muchas maneras de hacer esto. Encuentre una manera que le trae alegría.

• Use el péndulo para pedir cosas. Asegúrese de incluir "bajo la gracia Divina de manera perfecta" al final de su solicitud. Por ejemplo, "amada divinidad ayúdame a obtener una abundancia de _____, bajo la gracia Divina de manera perfecta" y espere a que el péndulo deje de girar.

• Si siente envidia de una persona, use su péndulo para fortalecer la siguiente afirmación de Florencia Scovel Shinn: "Lo que la Divinidad hace para otros, ahora lo hace por mí y más, si está destinado a ser bajo la gracia Divina, de manera perfecta". También ayuda el recordar que –cuando usted siente envidia– usted realmente no sabe cómo es la vida de la otra persona. Puede ser que la otra persona lo envidie a usted.

Libre expresión

Como sanadores –personas altamente sensibles y empáticos– a menudo es difícil para nosotros expresarnos libremente, ya que podemos sentir y percibir cuando otros refutan nuestros puntos de vista. El problema es que nuestros puntos de vista únicos son necesarios para ayudar a otros, que están dispuestos a escucharnos. Así la libre expresión es de vital importancia para transformar el mundo.

Mida su vitalidad (No la escriba)

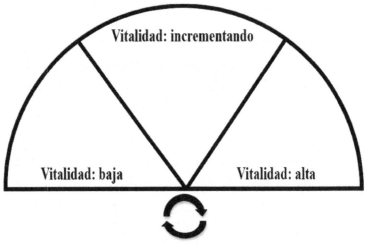

Más alto nivel de vitalidad

Ahora diga uno de los siguientes comandos para el péndulo:

"Cámbiame a uno que puede expresar lo que siente y hacer oír mi voz".

O,

"Dejo ir la necesidad de aprobación y me expreso libremente".

O,

"Remueve cualquier bloque de autoexpresión de esta vida, o de cualquier otra vida".

Mida otra vez su vitalidad. ¿Ha aumentado o disminuido?

Si usted es como la mayoría de las personas que he encontrado, su vitalidad se incrementará. El no expresarnos, está drenando literalmente la vitalidad de nuestras vidas. Existe un riesgo, porque expresarse en determinadas circunstancias podría resultar en lesiones o incluso la muerte. Así que siempre tenemos que equilibrar la libre expresión contra lo que está permitido por el grupo. Esto puede irse demasiado lejos, sin embargo, cuanto más se acerca a una total libre expresión, más sano estará en su vida.

La salud del sistema de los chakras también es vital para la libre expresión. Los chakras de la garganta y del plexo solar ayudan a la adecuada libre expresión.

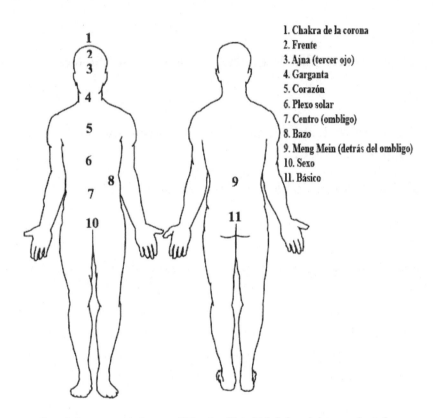

1. Chakra de la corona
2. Frente
3. Ajna (tercer ojo)
4. Garganta
5. Corazón
6. Plexo solar
7. Centro (ombligo)
8. Bazo
9. Meng Mein (detrás del ombligo)
10. Sexo
11. Básico

Los chakras presentados por el Maestro Choa Kok Sui es el sistema adoptado por el autor. Este sistema esotérico es más completo que el sistema tradicional de los siete chakras que es popular con el público en general.

Aquí están algunos comandos para el péndulo que puede utilizar:

"Fortalece y armoniza mi chakra de la garganta, para que funcione perfectamente y poder expresarme".

O,

"Fortalece y armoniza mi chakra del plexo solar para que tenga las ganas de expresarme, bajo la gracia Divina de manera perfecta".

Si usted encuentra opresión en la garganta o en el pecho al expresarse, trabaje en el plexo solar e intente el siguiente comando:

"Cámbiame en alguien que permita que la tensión pase a través de mí."

Algunas personas tienen dificultad, expresando emociones debido a un chakra del corazón poco desarrollado. Así que usted puede trabajar en ese chakra del mismo modo.

Transformando su Camino de Vida

Si desea cambiar la forma en que su vida se desenvuelve, puede utilizar el péndulo para apoyar indirectamente este proceso energéticamente, cambiando parámetros que impiden el cambio.

Conciencia significa conocimiento. Si usted no se da cuenta de las oportunidades y de las posibilidades a su disposición, será difícil transformar su camino de vida.

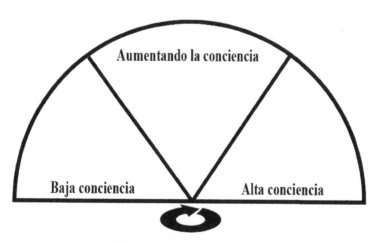

El más alto nivel de conciencia

Ahora diga el siguiente comando:

"Eleva mi conciencia al más alto nivel posible".

Tenga en cuenta que, al aumentar su conciencia esto implica aumentar el conocimiento de todo. Incluyendo cosas que le gustan y las que no le gustan. Al hacer este trabajo, su vida va a cambiar porque usted será consciente de cosas que no conocía antes. Esto puede causar incomodad, hasta que usted aprenda cómo operar en este nuevo nivel de conciencia. Así que cuando realiza trabajo transformativo, usted puede encontrar que se está saliendo de su zona de comodidad. También, puede encontrar que usted sé auto sabotea para volver a esa zona de comodidad. El aumentar su nivel de conciencia, le puede ayudar a ver esto y tomar los pasos necesarios para evolucionar al siguiente nivel.

Otro aspecto para transformar su camino de vida es la creatividad. Si no es creativo, no podrá encontrar su camino alrededor de obstáculos o no podrá crear oportunidades para transformarse usted mismo.

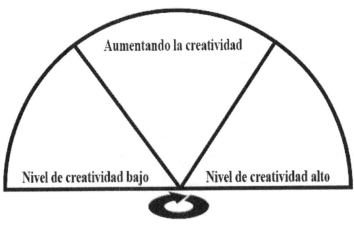

El más alto nivel de creatividad

El siguiente comando de péndulo puede ayudar:

"Lleva mi creatividad al más alto nivel posible".

En algunos casos, los enlaces kármicos a otras personas le impiden continuar en su camino de vida. En estos casos usted necesita liberarse de estas ataduras. Con respecto al karma, es esencial aprender la lección y liberarse uno mismo a través de la aceptación y el perdón. Para resolver los enlaces kármicos de otras personas en esta vida, las ataduras solamente tienen que ser eliminadas. Use el siguiente Si/No gráfico para ver si existen influencias kármicas que le afectan.

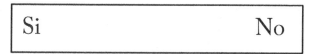

En caso afirmativo, el siguiente comando de péndulo le ayudará:

"Ayúdame a ver lo que es necesario ver, saber lo que necesito aprender para serme libre de todas las deudas kármicas y ataduras a otros".

No creo que el Karma sea una forma de castigo. Más bien lo veo como una oportunidad de aprendizaje para ayudar a aprender lecciones de vida, para que el alma de esta forma pueda continuar su ascensión. Una implicación práctica —cuando la sanación de un problema podría estar relacionada con el karma— podría ser preguntar, **"¿Qué necesito ver?" "¿Qué lecciones se pueden aprender?" "Muéstrame lo que necesito saber".**

Otros aspectos son el amor y el perdón. Si esta kármicamente adherido a alguien y es una persona difícil, el objetivo aquí es aprender las lecciones, perdonar a la persona y bendecirla, así usted puede continuar su camino. Perdonar no significa aprobar el mal comportamiento. Perdonar significa que, usted no se aferra a él. Es una forma de "entrega". Cosas como, expresar ira de una manera justa, únicamente le mantendrán atrapado y le retrasara su evolución personal, esto lo detendrá en el mismo ciclo una y otra vez.

La clave aquí es que después de hacer esto, tiene que prestar atención a lo que se presenta y luego tomar acción. Esto a menudo toma valor, sobre todo con cuestiones kármicas ya que a menudo tiene que enfrentarse a algo que no ha aprendido en otras vidas, por lo que puede ser difícil afrontar, o fácil de resistir. Por eso, estás situaciones se dan. La clave para resolver todo esto es amor y aceptación.

Comandos para el péndulo:

"Envío amor para mí mismo y a todos los que me mantienen en esclavitud. Amo, acepto y perdono a otros y a mí mismo. Ahora soy libre".

"Estimado alto poder, envía las más altas frecuencias y potencias de amor a todas las personas en esta tarjeta testigo. Bajo la gracia Divina, de manera perfecta para el mayor bien de todos".

Escriba los nombres de las personas que piense pueden mantenerlo en esclavitud, o con quien usted podría tener una conexión kármica. Del mismo modo, escriba los nombres de las personas que le molestan, o incluso odia. El péndulo debe girar y luego equilibrarse. Actúe sobre la información y los conocimientos que reciba.

Manifestando el Trabajo Perfecto

Valentía es actuar a pesar del miedo. Para manifestar su camino de vida, es importante poder aceptar lo desconocido. Esto puede ser pavoroso y requiere coraje para que usted pueda avanzar.

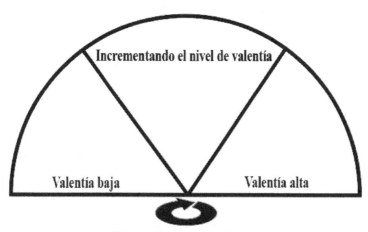

El más alto nivel de valentía

Comandos para el péndulo:

"Estimado mayor poder, aumenta mi valentía al más alto nivel posible, bajo la gracia Divina de manera perfecta".

"Aumenta mi valentía al más alto nivel posible".

"Dame el valor para ser fiel a mí mismo, incluso cuando estoy fuera de mi zona de comodidad, levántame al más alto nivel de valentía posible".

Otros comandos útiles para péndulo:

"**Ayúdame a saber cuál es mi siguiente paso en el camino de mi carrera**".

"**Ayúdame a saber en mi corazón lo que estoy supuesto a hacer**", "**Yo puedo seguir mi felicidad**".

"**Querido Dios, muéstrame mi camino**".

Esto no reemplazará la necesidad de trabajar, hacer esfuerzos, obtener ayuda, etc. Sin embargo, le apoyará a realizar sus esfuerzos más probables a ser exitosos.

Relación con uno mismo: Amor propio

Una relación positiva con uno mismo es crucial para el éxito en cualquier tipo de relación. También es vital para su salud.

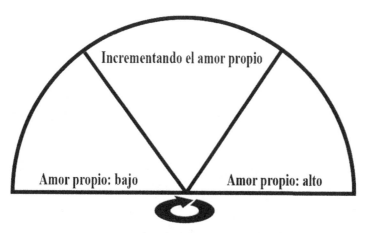

Me amo a mi mismo poderosamente

Mida el nivel de su amor propio (No lo escriba).

Declaraciones positivas para apoyar el amor propio: con su péndulo sobre el diagrama de Yin y Yang, diga los siguientes comandos:

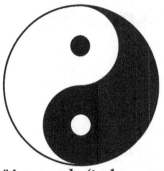

El Yin y el Yang son un poderoso símbolo de armonización. Mirarlo mientras está usando su péndulo para trabajar en las relaciones le ayudará a darle armonía y equilibrio.

"A pesar de (incluya una instrucción que le hace sentirse poco valorado). Me amo, me acepto y me perdono a mí mismo incondicionalmente".

"Transfórmame en alguien que se ama fuertemente".

"Remueve cualquier cosa que no sea amor propio", "Remplázalo con fuerte amor propio".

"Transfórmame en mi mejor amigo".

"Me amo a mí mismo aunque otros no me amen", "Remueve cualquier obstáculo para aceptar mi amor propio", "Lléname con amor propio".

Recuperación del Alma

Se cree que el "alma" puede fragmentarse por situaciones difíciles y eventos traumáticos. Ejemplos comunes son el maltrato infantil, un terrible accidente o incluso intensos encuentros con otra persona (como decir, experiencias sexuales, relaciones, etc.). Estos casos pueden causar fragmentación del alma. Partes del alma salen del cuerpo, y esto puede crear diversos problemas en la vida de una persona. Un signo de la fragmentación del alma es bajo sentido de sí mismo. No obstante, usted puede recuperar estos fragmentos del alma y completarse de nuevo.

Comandos para el péndulo:

"Reúne cualquier fragmento perdido de mi alma y reúnelo conmigo ahora de manera perfecta".

"Quita la energía de trauma y miedo de los fragmentos del alma y del campo áurico".

"Integra los fragmentos del alma así estoy completo", "Une el alma con el cuerpo".

Este proceso puede ser bastante efectivo y bastante rápido con un péndulo. En las tradiciones chamánicas, la recuperación del alma es un proceso muy elaborado. El trabajo de péndulo, es menos colorido y menos dramático, no obstante, logra el mismo resultado. He encontrado que solo necesita hacer esto una vez para una persona. No hay que repetirlo, a menos que algo traumático le suceda a la persona de nuevo.

Relaciones con Otros

Usted puede crear armonía con los demás utilizando un péndulo. Utilice esto en cualquier situación donde exista gente teniendo conflictos con los demás, o donde desee crear el potencial para las relaciones buenas y amistosas, sin negar la libre voluntad de las partes involucradas. El proceso que se describe a continuación es extremadamente valioso y funciona increíblemente bien. Lo he usado para suavizar las relaciones entre compañeros, familiares y personas de la comunidad. Se usa en cualquier momento, para ayudar a las personas que tienen problemas para llevarse bien. Le recomiendo usar todos los comandos a continuación y probarlos en diferentes variaciones (por ejemplo, crea potencial de armonía entre la persona x y yo, crea avenencia entre las personas x y yo).

Comandos para el péndulo:

"Transforma las formas de pensamiento negativas, emociones y recuerdos entre (persona A) y (persona B) en formas de pensamiento, emociones y recuerdos neutrales".

"Crea el potencial para la armonía entre (persona A) y (persona B)".

"Aumenta la conciencia de la situación entre (persona A) y (persona B)".

Si vemos la humanidad de otra persona, no podemos odiarlos o hacerles daño. Es solo cuando vemos personas como separadas de nosotros, o menos que humanos, cuando podemos ser crueles. Por esta razón, ayudar a las personas a ver la humanidad del otro es una parte importante del trabajo de relaciones.

"(Persona A) y (persona B) ahora se ven como seres humanos".

"Veo la humanidad en _____".

El perdón ayuda a las relaciones interpersonales. Perdonar significa dejar ir el insulto/daño que lo acompaña. No significa que usted tolera el mal comportamiento. Usted simplemente, no desea llevarlo como una carga. He visto muchas personas arruinar sus vidas por llevar cargas de rencor a la tumba. En algunos casos literalmente esto los mató y arruinó sus vidas.

Comando para el péndulo:

"Yo perdono, así soy libre", "Bendigo a (persona que le desagrada)".

Las principales prácticas espirituales abogan por el perdón. Utilice estos comandos de péndulo para perdonar a los demás y así usted puede liberarse. Esto puede ser un trabajo muy difícil. Los seres humanos están programados para odiar y no perdonar, especialmente cuando está justificado. Parte del camino a la iluminación es hacer este trabajo. La acción de perdonar a otros, podría ayudar a ver su humanidad y traer las mejores partes de su naturaleza humana.

Relación a la Divinidad

El péndulo es un amplificador. También es una manera de traer pensamientos a ser expresados en el mundo físico. Estos son algunos ejemplos de cómo usted puede incorporarlo a su práctica espiritual.

Oración: El péndulo puede ser utilizado para amplificar oraciones.

Afirmaciones: Úselo para fortalecer afirmaciones.

Durante ceremonias: Use el péndulo para establecer intenciones y hacer que sucedan las realidades deseadas.

Mantra: Sostenga el péndulo mientras dice un mantra. Diga el mantra hasta que el péndulo deje de girar. Esto aumentará la potencia del mantra, disminuyendo el número de veces que necesita repetirlo

Meditación: Use el péndulo para prepararse para la meditación.

Dada la diversidad de formas en las que podemos tener una relación con la Divinidad, sería presuntuoso de mi parte, decirle cómo incorporar el trabajo de péndulo a su práctica espiritual. Únicamente quería aportar una sugerencia, recordando que es posible y que podría profundizar su trabajo.

Aliados Espirituales

Si hace trabajo de péndulo avanzado, se encontrará con situaciones donde se necesita protección espiritual. El valor de un aliado espiritual es muy importante. Si aún no lo ha hecho, encuentre un poderoso aliado que le ayudará en el mundo espiritual. Esto es especialmente cierto si usted va a participar en el trabajo para eliminar entidades negativas. Algunas pautas en la búsqueda de un aliado espiritual son las siguientes:

1) El aliado no necesita nada a cambio, excepto tal vez la oración, o una ofrenda ocasional como decir, comida. Si el aliado le requiere hacer un juramento, o una atadura de alguna manera, evítelo de cualquier forma. Un aliado espiritual verdadero, quiere ayudar a aquellos que lo soliciten exclusivamente para ayudar a la gente. Sin compromiso. Si se encuentra en una situación donde usted está obligado por un juramento, es probable que el ayudante le engañará y le causara serios problemas.

2) El aliado debe ser poderoso. El Arcángel Miguel tiene una gran espada. Shiva (el destructor) tiene una gran lanza y una cobra alrededor de su cuello, mientras que Durga tiene un león y una gran espada. Estos son solo algunos ejemplos, para darle una idea de aliados poderosos. Encuentre a un aliado espiritual que es fuerte y

benevolente. Llame a este aliado a cualquier hora que va a realizar trabajo de péndulo, donde podría requerirse protección. Si usted está apenas haciendo sanaciones básicas, esto puede no ser necesario, aunque si está ayudando a alguien que está actuando extraño, o que le dice que ve espíritus, o cualquier otra cosa fuera de lo común, no intervenga directamente a menos que tenga esta parte resuelta. Usted puede brindarles apoyo de sanación general, pero no intente exorcizar la entidad. Este tema está fuera del alcance de este libro.

Aspectos de Relaciones/Otros Tipos

Niños

Para trabajar con niños, utilice todo lo aprendido anteriormente. Otra pieza del rompecabezas es ayudarle a su niño a ver claramente y no imponerle sus proyecciones.

Comando para el péndulo:

"Transfórmame en alguien que ve a la Divinidad en mi hijo".

Utilice los comandos de péndulo señalados en la sección de **Relaciones con Otros** para proteger a sus niños en la escuela –de los niños que intimidan y para mejorar las relaciones con los profesores.

Utilice los comandos de péndulo señalados en la sección de **Relación con Uno Mismo y el Amor Propio,** cuando los adolescentes están actuando rebeldes.

Aquí está otro comando útil para adolescentes:

"Mi (adolescente) se siente escuchado. Se siente como el individuo que es".

Si sus hijos no hablan con usted, o usted está molesto, utilice los comandos en la sección de **Relación con Otros** para que sea posible liberar daños pasados y tener una oportunidad de comunicación y paz.

"Incluso cuando pienso que mi adolescente no escucha, actuaré de la manera que quiero que se comporte".

Relaciones Románticas

No use el péndulo para hacer que una persona específica se enamore de usted. En cambio, úselo para ayudarle a encontrar a la persona adecuada para usted.

"Ahora atraigo a la persona perfecta, para tener una relación romántica para (por ejemplo, citas, matrimonio, etc.)".

"Cámbiame en alguien que se expresa tan claramente que mi "luz" brilla como el sol para atraer la pareja (romántica) perfecta".

También, se puede hacer todo el trabajo anterior de auto sanación —y lo más importante— el trabajo de amor propio para atraer a la pareja correcta. Si tiene problemas con las relaciones, usted necesita armonizar las relaciones con sus padres, especialmente los padres cuyo género desea atraer. Si usted es mujer y tiene problemas en las relaciones con hombres, el trabajo de sanación de péndulo junto con otro trabajo espiritual, le ayudará a armonizar la relación con su padre.

Relacionado con esto está, el trabajar en la armonización de las relaciones entre su familia. A menudo, estamos llamados a sanar nuestro linaje familiar. Podemos ser la única persona en nuestra familia consciente de ello. Así, toda la información de este capítulo es un buen punto de partida para comenzar su sanación familiar.

Proyecciones

En psicología existe un término llamado proyección. Es cuando, individuos atribuyen sus pensamientos hacia los demás, sin saber realmente lo que está sucediendo desde la perspectiva de estos otros. Cada vez que pensé, que alguien estaba haciendo algo que no me gustaba por alguna razón, resultaba que yo estaba completamente equivocado –cuando le preguntaba directamente a la persona– por qué estaba actuando de esa forma. Todas eran mis proyecciones, sobre lo que yo pensaba que estaban haciendo y por qué. Las proyecciones pueden dañar sus relaciones para con otros y de igual forma le pueden hacer físicamente enfermar, si lo que usted proyecta es negativo. Además de comunicarse claramente y preguntar a otros acerca del comportamiento de ellos, o acerca de lo que piensan, usted puede utilizar estos comandos de péndulo, para ayudarle a reducir su tendencia a proyectar sobre otros.

"Ahora, observo situaciones y observo a otros desde diferentes perspectivas/puntos de vista".

"Libérame de proyectar mis pensamientos a otros".

"Libérame de las proyecciones de otros acerca de mí mismo".

"Por favor, libérame de las proyecciones acerca de _____".

Ya puede sanar las relaciones de su comunidad y el mundo. La próxima vez que observe noticias o eventos que le molesten, tome su péndulo y comience a hacer sanación. Muchas personas, —incluyéndome en el pasado— piensan que quejándose y enojándose sobre injusticias, o diciéndoles a todos lo equivocado que esta el mundo, etc. cambiaran algo. Al contrario, eso solo contribuye al problema. En su lugar, puede utilizar el péndulo para armonizar las relaciones y realmente cambiar la energía de una situación. Ahora, cuando escucho algo que me molesta, utilizo mi péndulo y comienzo a hacer el trabajo de sanación. En algunos casos he visto una diferencia. Esta es una forma de activismo secreto y es una oportunidad para reclamar su propio poder, mientras realiza algo que realmente hace una diferencia, en lugar de solo quejarse. El mundo es mucho más fluido de lo que nos damos cuenta. Nosotros podemos hacer una diferencia, y puesto que todo es energía y sabemos cómo trabajarla, podemos ayudar a cambiar situaciones.

Desapego al resultado

Cuando empecé a hacer trabajo de sanación siempre quise saber si la sanación tenía efecto, y si la persona estaba mejorando. A veces, esto me obsesionaba y me preocupé constantemente si lo que estaba haciendo era real, o si únicamente estaba imaginando que las sanaciones estaban funcionando. Después de tener varios éxitos increíbles y mi parte de sanidades donde no vi resultados, finalmente, empecé a comprender que mi papel como sanador no es acerca de obtener resultados. Mi papel es estar presente, hacer mi trabajo de sanación con tanta compasión e integridad que pueda juntar; mientras sigo indudablemente mi intuición y guía espiritual, en cada paso del proceso curativo. Ese es mi trabajo. La sanación es un asunto personal para la persona siendo sanada, e involucra muchos factores que están fuera de mi control.

Además, un principio de magia relacionado a la sanación de péndulo es que:

"Una vez que la magia se ha realizado, el deseo debe ser reprimido para que la mente solo tenga una vista separada del resultado deseado. Preocuparse, o inquietarse por el resultado, únicamente conectará la energía a la tierra y debilita el efecto". Enciclopedia de Wicca y Brujería, Raven Grimassi.

Esto es especialmente cierto cuando una persona está pagando por una sanación. Cuando un sanador acepta una donación o pago, puede sentirse responsable del resultado.

Aunque una persona puede pensar que está pagando para que usted le ayude a mejorar, la realidad es que la persona está pagando, para que usted cree condiciones que le puedan dar una oportunidad para sanar. Su objetivo debe ser, tratar de aliviar el sufrimiento tan rápidamente como sea posible, aunque como sanador es imperativo que usted no se identifique con los resultados. Usted hace su parte al realizar la sanación, sin embargo, no depende de usted si la persona sana, o no. Usted está creando las condiciones para promover la sanación.

Piense como que usted, construye un andamio para apoyar un edificio que se está construyendo. Usted está haciendo, un andamio de apoyo al proceso de curación. Al cambiar el nivel de vitalidad, el color radiestésico, el estado emocional, etc., usted le ofrece a la persona una "estructura de apoyo invisible" para ayudarle a sanar. Así que realice su parte, –pero más allá de eso– la persona tiene que hacer el cambio, consciente e inconscientemente, y tiene que estar alineado con la voluntad divina. También recuerde que, la sanación puede suceder de muchas maneras. La persona puede tener una sanación espiritual o emocional, antes de obtener una sanación física. Incluso la persona podría sanar algo en esta vida, no obstante, los resultados visibles podrían manifestarse hasta la próxima vida. Así que haga su parte y sepa que su sanación está funcionando, incluso aunque no vea resultados. Tenga fe en su esfuerzo. Confíe en que usted está haciendo una diferencia. Confíe en que usted fue llamado para realizar una sanación y que está teniendo un efecto.

¿Sana el péndulo?

La respuesta breve es no. El péndulo ayuda a crear condiciones favorables para la sanación. Es similar como aplicar un yeso a un brazo fracturado. El yeso no sana el brazo aunque ayuda a crear un ambiente alrededor del brazo que soporta el proceso de sanación.

Varios pensadores ocultos han postulado la idea de que el cuerpo físico tiene una copia invisible conocida como el cuerpo sutil, o doble etéreo. Ellos sugieren que es una representación energética de la forma humana, que sirve como una especie de plantilla (o molde), que el cuerpo físico utiliza como referencia para el crecimiento y mantenimiento. Términos comúnmente asociados con el cuerpo sutil son el aura, chakras y un concepto de teosofía conocido como formas de pensamiento; pensamientos tan fuertes que toman vida propia y que "residen" alrededor del cuerpo sutil de una persona, afectando la salud y el bienestar.

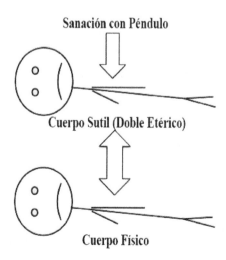

Sanación con Péndulo

Cuerpo Sutil (Doble Etérico)

Cuerpo Físico

Lo qué la sanación de péndulo puede realizar es, influir en diversos aspectos del cuerpo sutil e implantar formas de pensamiento en el "campo áurico" de la persona.

Vamos a tomar el color radiestésico como ejemplo. Dependiendo de su estado de salud, su cuerpo producirá un color radiestésico del cuerpo sutil, que es detectable a la hora de preguntarle al péndulo. Si usted está saludable será cian (azul-verde), pero si está enfermándose será verde– (verde negativo). Lo que el sanador de péndulo puede hacer, es cambiar el color radiestésico de una persona que está enferma a cian (azul-verde). Esto estimulará al cuerpo a sanar más rápidamente, comparado a que se deje el cuerpo sanar por sí mismo. La razón para cambiar el color radiestésico a cian (azul-verde), es para que este cambio actúe como estímulo para fomentar al cuerpo a sanar, porque ahora "lee" el mensaje "estoy sano" del cuerpo sutil, por lo que el proceso de sanación comienza a producirse.

Un concepto similar, pero ligeramente diferente está presente con las formas de pensamiento. Si una persona es habitualmente negativa, o ha tenido muchos pensamientos negativos dirigidos a él/ella desde el medioambiente, los pensamientos negativos persistirán alrededor de su cuerpo sutil. Esto también influirá a la persona causándole ser negativo y teniendo una perspectiva negativa en la vida, llevándolo a problemas de salud. Con el péndulo, usted puede quitar o transformar estos pensamientos negativos y reemplazarlos con pensamientos positivos, mejorando así la salud y bienestar de la persona, a través de un círculo de regeneración indirecta.

Todo esto está –en última instancia– basado en un concepto clave de magia, que dice que las palabras tienen poder y que crean el mundo (Terence Mckenna). El comando del péndulo, su intención y las palabras que usted utiliza, pueden literalmente cambiar la realidad física, aunque este proceso indirecto afecte la naturaleza sutil de la realidad.

Aquí está un intento más detallado para tratar de explicar lo que podría estar sucediendo durante el trabajo de sanación con el péndulo.

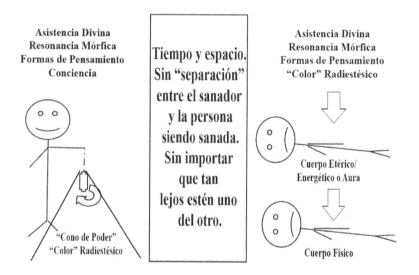

La foto de arriba describe una hipótesis de lo que puede estar pasando, durante una sesión de sanación con el péndulo. El sanador invoca la ayuda divina con oración y se conecta con la capacidad de sanar, a través de resonancia mórfica (de acuerdo con Rupert Sheldrake); invocando conscientemente los esfuerzos exitosos de otros sanadores que han hecho este trabajo antes, o incluso personas que han sanado anteriormente de condiciones similares. Debido a esto, muchos sanadores son tradicionalmente parte de un linaje para conectarse con el campo mórfico de ese linaje.

Adicionalmente, todas las intenciones de los comandos del sanador y los comandos para el péndulo, se convierten en formas de pensamiento. De acuerdo con Charles Leadbeater, estas formas de pensamiento se transmiten a la persona que está siendo sanada. Las formas de pensamiento, influencian al cuerpo sutil, mientras que la acción de giro del péndulo crea un "vortex" de energía. Este "vortex" de energía, es conocido comúnmente en el lenguaje de la magia como el "cono de poder". Esta acción de rotación, proporciona energía para fortalecer la transmisión de las formas de pensamiento, la intención consciente del sanador y las emanaciones del péndulo. Las emanaciones del péndulo (conocidas como el color radiestésico), también se transmiten al cuerpo sutil de la persona. No se muestra en el diagrama, no obstante, implícito en todo el asunto está la conciencia de los sanadores.

Conciencia es coherencia, de acuerdo con Richard Smoley, por lo que une a todo este esfuerzo curativo y conecta al sanador con la persona que está siendo sanada. Esta conexión a través de la conciencia es posible, como ha sido demostrado experimentalmente por William Braud en numerosos estudios resumidos en su libro "Influencia Mental a Distancia". Asimismo, existe la función intangible de ayuda divina en todo este asunto. El cuerpo sutil recibe estas emanaciones y formas de pensamiento, etc. causando diversas transformaciones en el cuerpo sutil. Estas trasformaciones luego señalan a la persona siendo sanada, que la salud puede ser restablecida. La persona puede o no, ser capaz de tomar ventaja de estas señales de la salud del cuerpo sutil por varias razones, y este es el motivo por el que no todo el mundo será curado.

Reconozco que esta explicación está basada en una gran cantidad de ideas que no han sido probadas. Sin embargo, creo que el resumen de esta explicación es correcto. Es decir, que de alguna manera el sanador del péndulo es capaz de efectuar cambios positivos en el cuerpo sutil y que estos cambios actúan como un catalizador/estímulo que ofrece a la persona una oportunidad para sanar. El sanador no puede hacer a la persona sanar, pero el sanador puede ayudar a crear las condiciones que podrían estimular el cuerpo, para comenzar el proceso de curación. Por diversas causas, no todos responden igual, ni cada sanador es capaz de producir un estímulo adecuado para cada persona. Consecuentemente, algunas personas responden muy bien al tratamiento, mientras que otros responden solo un poco, y algunos no del todo.

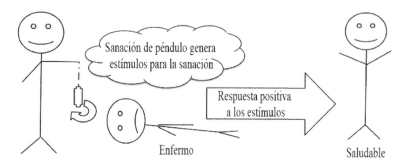

Un cínico podría argumentar, que todo es parte del efecto placebo y sin duda el placebo interpreta un papel durante la sanación. Es importante notar que, el concepto de placebo es poco científico y es simplemente una manera para los materialistas de desechar fenómenos que no entienden. Además, el placebo tiene un cometido importante en la medicina moderna. Aunque, argumentando en contra de esto, están los resultados experimentales de William Braud (descritos en un capítulo posterior). Estos resultados revelan que, la conciencia humana puede causar cambios en los sistemas vivos en ensayos experimentales cegados. Similarmente, personas (y animales) que no tienen idea de que están recibiendo ayuda, responden igualmente a esfuerzos de sanación.

Puesto que el sanador no sabe nunca el resultado de un esfuerzo de sanación, esta es la razón por la que siempre vale la pena intentarlo. Ya que es posible efectuar drásticamente cambios positivos en la salud de las personas, que no son previsibles de antemano.

Glosario

Asistencia Divina: Dios, Dioses, ángeles, espíritus benefactores, etc.

"Resonancia mórfica: La influencia de las estructuras anteriores de la actividad, en estructuras similares posteriores de la actividad organizada por campos mórficos. A través de la resonancia mórfica, influencias causales formativas pasan mediante o a través de ambos, espacio y tiempo, y estas influencias se suponen no decaen con la distancia en el espacio o el tiempo, pero vienen solo del pasado. Cuanto mayor sea el grado de similitud, mayor será la influencia de la resonancia mórfica. En general, las unidades mórficas se parecen mucho a sí mismas en el pasado y están sujetas a la autoresonancia de sus propios estados pasados".

- Rupert Sheldrake (http://www.sheldrake.org)

Un ejemplo simple es cuando los científicos hacen un nuevo tipo de cristal en el laboratorio; los científicos en laboratorios en todo el mundo pueden pronto hacer el cristal también, a pesar de que anteriormente era difícil o imposible de hacerlo. La misma idea es cierta aquí. Cada vez que una persona sana de una enfermedad, crea un campo mórfico de sanación, que puede ayudar a otros en el futuro para sanar. El sanador facilita este proceso por medio del uso de la conciencia, para ayudar a otros a aprovechar el campo mórfico de sanación y el campo mórfico de otros sanadores exitosos del pasado.

Formas de pensamiento: Un concepto de la teosofía que explica que los pensamientos están vivos y pueden crear formas que pueden afectar la realidad. Los comandos de péndulo son las formas de pensamiento.

Cono de poder: cuando el péndulo gira en círculos durante una sanación, crea el contorno de la forma de un cono al girar. En magia, estos movimientos circulares son una de las maneras que se genera "poder" para lanzar el hechizo mágico. Es decir, el giro es la fuente de energía que trae el encanto a la vida, entonces las palabras habladas y la conciencia del mago, envían el hechizo creado al mundo para afectar la realidad.

Color radiestésico: Emanaciones dadas por los péndulos. Estas emanaciones son invisibles y por lo tanto, no son colores verdaderos. Los nombres de los colores se dan solamente como una ayuda a la memoria.

Cuerpo etérico/energético y el aura: Otro concepto de la teosofía que ha sido ampliamente aceptado por la comunidad de sanación. El cuerpo físico tiene su contraparte no físico, que afecta nuestra salud y bienestar.

La ciencia de la sanación con péndulos

No hay estudios científicos/médicos, que hayan sido realizados en sanación de péndulos en sí. Hay estudios sobre el efecto de la conciencia humana en los sistemas vivos. No obstante, estos son directamente pertinentes para la sanación de péndulo y ayudan a proporcionar una base científica, o justificación para lo que estamos haciendo.

Las investigaciones más destacadas sobre los efectos de la conciencia humana en los sistemas vivos se llevó a cabo por el ya fallecido Dr. William Braud y sus colegas (ver *Influencia Mental a Distancia: Contribuciones a la ciencia, sanación e interacciones humanas*, 2003). Los resultados de su investigación copiosa (y la de otros científicos) se presentan en su libro "*Influencia Mental a Distancia*", que documenta cómo la mente humana puede afectar positivamente cambios, en los sistemas vivos en la ausencia de circunstancias que generan una respuesta placebo.

Aquí están los temas en juego para la sanación de péndulo.

1) ¿Puede una persona influir a otra persona que viva a distancia, de tal modo de descartar influencias que no sean la conciencia humana, causando cambios observados con un péndulo de sanación?

   Esto es importante porque, la sanación de péndulo a menudo implica la sanación a distancia donde el sanador y la persona siendo sanada nunca están en contacto. Si una persona no puede inducir cambio en un sistema biológico a distancia, la sanación de péndulo no podría trabajar. Esto es cierto incluso, en una sanación en persona, debido a que la sanación de péndulo nunca se realiza a través de contacto y el sanador se basa en las supuestas emanaciones del péndulo; el sentido de intención; como también en los comandos para el péndulo, para promover el cambio.

2) ¿Hay maneras científicamente inexplicables donde la información puede ser transferida de una persona a otra, para causar cambios fisiológicos en los sistemas vivos?

Sí hay evidencia de esto, es vital para justificar la sanación con péndulos. El mayor argumento en contra de la sanación con péndulos es cómo puede trabajar, ya que no existe ningún mecanismo científicamente justificable, excepto el supuesto placebo.

Aquí está lo que el Dr. Braud y sus colegas encontraron:

"Las personas son capaces de influir mentalmente de forma remota, sistemas biológicos aun cuando esos sistemas estén aislados en lugares distantes y protegidos de todas influencias informativas y energéticas convencionales. El efecto parece ocurrir de una forma dirigida; es decir, la persona que influencia no necesita entender o incluso saber los procesos físicos o fisiológicos específicos, que logran el resultado deseado. La intención parece ser el factor clave...". Influencia Mental a Distancia, Pg. 103.

Fueron capaces de documentar experimentalmente, que la intención mental de una persona influyente a distancia, podría producir cambios en la actividad de las personas (es decir, influir en la actividad del sistema nervioso autónomo de otra persona). Así como de igual forma en la disposición anímica (en otras palabras, calmar una persona de un estado agitado, como evidencia por los cambios en la actividad eléctrica de la piel). Similarmente, existe documentación relacionada a la protección de las células rojas de la sangre de estrés osmótico, cuando se coloca en solución salina, entre otros. Estos estudios demuestran que una persona puede influir a otro sistema de vida a distancia, utilizando la intención. Proporcionando a la vez, apoyo directo para la noción que un sanador de péndulo puede afectar cambios fisiológicos en una persona, a la que él/ella este sanando –a través de intención y atención– incluso cuando ese trabajo se realiza a distancia y en casos donde se puede descartar el placebo.

De igual forma encontraron que, el "mecanismo a través del cual se produce este cambio es confuso... las fuerzas tradicionales de la física parecen ser adecuadamente eliminadas, puesto que el efecto sobrevive distancia y efectos de blindaje que podría bloquear o atenuar seriamente tales fuerzas... independientemente de cómo el efecto es mediado, su ocurrencia presupone una interrelación profunda entre la persona que influencia y la persona siendo influenciada..." Influencia Mental a Distancia Pg. 104.

Esto también apoya la idea de que la sanación de péndulo puede efectuar cambio en los sistemas vivos, aunque su mecanismo no sea conocido. La conciencia y la intención desempeñan un papel importante en la sanación de péndulo. Adicionalmente, la investigación resumida por Braud sienta un precedente que demuestra que incluso un elemento, del trabajo de péndulo (la influencia mental del sanador de péndulo en la persona siendo sanada), es suficiente para causar cambios positivos, a pesar de carecer de una explicación científicamente viable de como eso ocurre.

Esto es apoyado por la declaración de Braud:

"Por lo general estas influencias mentales son comprendidas y explicadas en términos bioquímicos e interconexiones anatómicas entre el sistema nervioso central, el sistema nervioso autónomo y el sistema inmunológico... Procesos mentales, como la atención y la intención pueden tener influencias más directas e inmediatas, que han sido previamente reconocidas. La influencia mental directa puede proporcionar un sistema de control adicional, que puede funcionar en paralelo con influencias anatómicas, químicas y eléctricas dentro del cuerpo". Influencia Mental a Distancia, Pg. 105.

Así que para los escépticos y pesimistas que creen que están engañándose a sí mismos al hacer un trabajo de péndulo, no saben de lo que están hablando. La investigación científica publicada mediante estudios experimentales controlados, ha encontrado soporte experimental para algunos de los principales supuestos en que la sanación de péndulo descansa: es decir, que una persona puede influir positivamente en la fisiología de otro, a pesar de carecer un mecanismo científicamente viable para explicar lo que está ocurriendo.

Así que sugiero que continúe sus sanaciones con el péndulo, mientras que la ciencia se pone al día.

La magia de la sanación con el péndulo

"La magia es el arte y la ciencia metafísica de manifestar deseos personales, mediante la colección y la dirección de energía". – Raven Grimassi

La sanación de péndulo tiene todos los elementos básicos de la magia como sigue:

1) Una persona tiene un deseo que desea cumplir.

   En el contexto de sanación de péndulo, el sanador quiere ayudar a la persona siendo sanada. La persona desea ser sanada. El sanador del péndulo también puede tener su propia agenda. Podría querer sanar las relaciones entre otras personas, o curar un problema en su comunidad, o incluso protegerse en una situación o cobrar el dinero adeudado de una transacción. El patrón similar aquí, es deseo de cambiar la realidad de una manera que beneficie al sanador y a la persona siendo sanada. Manly Hall y Alice Bailey denominaron cualquier magia que no fuese totalmente desinteresada, como magia negra. Sin embargo, no estoy de acuerdo, para que usted desee ayudar a alguien porque le hace sentir bien, o porque tanto usted como la persona siendo sanada se beneficiarán de alguna manera de la experiencia, es sin duda, algo que no es malo.

2) "La energía" se reúne y se envía al mundo a efectuar un cambio por medio de un ritual.

La magia está llena de rituales. En alta magia son elaborados, en la baja magia son simples. El propósito de estos rituales es, establecer intenciones en movimiento para ayudar a los participantes a manifestar los resultados que desean. Esto se realiza en gran parte, por medio de la recolección o generación de "energía", para empoderar a la magia y darle vida para que pueda salir al mundo y tener un efecto. En la sanación de péndulo el ritual es el proceso de sanación y las medidas que tomamos para hacer sanaciones. La energía que recogemos es, de la acción de giro de los péndulos y posiblemente asistencia divina. El cambio que queremos lograr es, la sanación de una persona o una situación.

3) Esta ceremonia se lleva a cabo dentro de un círculo.

Casi todas las tradiciones mágicas tienen la forma geométrica de un círculo, representando un papel importante en el proceso del ritual. La gente estará dentro de un círculo mágico de protección, o crearán un círculo generando lo que se conoce como un "cono de poder".

"El cono de la energía, es una forma de energía planteada dentro de un ritual o un círculo mágico. Típicamente, la energía se colecta en una forma etérica que se asemeja a una pirámide redondeada, o algo como una imagen de un cono. A menudo, se utiliza para transmitir energía, que está diseñada para ayudar en la sanación, o para manifestar un deseo. Hay muchos métodos de crear un cono de energía... Una vez que se crea un cono de poder, entonces es liberado para que su magia pueda

transmitirse. Dependiendo del tipo de magia utilizada, el cono puede enviarse a una persona, lugar o cosa a través de imágenes guiadas, o el cono puede ser implantado directamente en el plano astral, para la manifestación". Enciclopedia de Wicca y Brujería por Raven Grimassi

Me sorprendió mucho cuando me di cuenta de que el movimiento de un péndulo crea una forma de cono perfecto. Así que, cada vez que hacemos una sanación con el péndulo, estamos creando uno de los medios de transmisión mágica más potentes, –un cono de energía– para enviar nuestra magia sanadora al mundo.

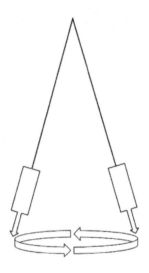

Cono de poder creado por las oscilaciones del péndulo.

Por esta razón, el péndulo gira en círculos mientras decimos el comando y luego oscila de lado a lado cuando ha terminado. Los movimientos del círculo, están construyendo "energía" o "creando el cono de poder", mientras que los movimientos de lado a lado indican que ha terminado y el cono de energía ha sido enviado.

4) Al finalizar la ceremonia, el mago libera todo el deseo para obtener un resultado.

La magia no funcionará, si su ego está fijado en el resultado. Esto es conocido en los círculos que practican magia, y es uno de los motivos por los que los sanadores pueden ineficazmente practicar sanación mágica, ya que ellos se aferran a un resultado y la magia pierde su poder.

Esta es una razón por la cual, la autosanación puede ser difícil de realizarse, como además la sanación para amigos y familiares. Estamos interesados en el resultado, por lo que el efecto se debilita. Puede también ser difícil cuando aceptamos el pago por una sanación. Si nos sentimos obligados, a obtener un resultado después de obtener un pago, nuestro deseo por un resultado positivo será demasiado fuerte y esto debilitará la magia.

Notas:

1. En este trabajo, la magia se utiliza para indicar la práctica esotérica oculta, que no es lo mismo que los trucos que igualmente son llamados magia y prestidigitación.

2. Un aspecto opcional de la magia, es la llamada de ayudantes espirituales. En la magia renacentista, el mago intentaría atarse o vincularse a un espíritu o entidad para ayudarse con el trabajo mágico. Esto nunca se hace en la sanación de péndulo, aunque podemos invitar o llamar a asistentes espirituales, nunca tenemos juramentos vinculantes. Cualquier ayuda que proporcionan los ayudantes espirituales en la sanación de péndulo, proviene

de un lugar de amor y de su elección para participar en una sanación, después de haberlos invitado y no se les debe nada a cambio.

3. Tenga en cuenta que, he citado un libro sobre brujería porque era el único lugar donde encontré una buena definición para el cono de poder. Sin embargo, es importante tener en cuenta que la sanación de péndulo no es brujería. Aunque comparte algunos elementos en común con ella, dichos elementos asimismo son comunes a todas las formas de magia y no específicos a la brujería.

4. La oración y la ceremonia religiosa se basan en principios de magia. La mayoría de las personas que dicen que la magia es mala, son ignorantes de este hecho. La magia en sí misma no es mala y adeptos de todas las religiones más importantes del mundo sin saberlo, hacen magia y participan en rituales mágicos.

Comandos para el péndulo

"La filosofía mágica, que tiene cerca de cincuenta a cien mil años bajo su cinturón —a diferencia de la ciencia que solo se remonta al renacimiento— siempre ha afirmado que el mundo está hecho de lenguaje. El mundo es una cosa de palabras, y si usted conoce estas palabras, puede desarmar y armar cualquier cosa que desea. El Sánscrito, por ejemplo, tiene la reputación de ser un lenguaje mágico. Hay probablemente ciertas ragas —arreglos de sonidos con ritmos particulares— que pueden causar un pajar estallar en llamas. Lo esencial, de lo que estoy tratando de expresar aquí, es que el mundo está hecho de lenguaje. En nuestra tradición religiosa occidental, todo comienza con la declaración muy críptica, "En el principio era el verbo y el verbo se hizo carne".

– Terence McKenna

Una parte importante del trabajo de la sanación con péndulo, es la expresión de comandos verbales para estimular la sanación y la difusión de intenciones. Los comandos curativos para el péndulo, se plantean sobre todo como oraciones imperativas, que dan un comando directo (tal como "eleva mi nivel de conciencia") y nunca se plantean como preguntas (es decir, como oraciones interrogativas). Esta es una manera de que la sanación con el péndulo difiere de la radiestesia, porque los comandos en radiestesia son casi exclusivamente preguntas.

Para entender el trabajo de sanación de péndulo, deben considerarse palabras, sonidos y lenguaje, ya que forman parte integral del proceso. ¿Por qué es el lenguaje tan poderoso? Porque las palabras nos pueden controlar. Incluso literalmente pueden matarnos, como evidenciado por casos en medicina donde un médico accidentalmente le dice a una persona sana que va a morir, y la persona prontamente muere. Todos los gobiernos y las corporaciones intentan controlarnos por medio del lenguaje, en forma de propaganda incesante.

En nuestro entorno (familiares, amigos, etc.), constantemente utilizan lenguaje para informarnos y para crear seguridad imponiendo su sistema de visión del mundo y de creencias en los demás. Nosotros mismos lo hacemos, en la forma de constante parloteo mental que nos ayuda a mantener la cordura. Un mundo sin palabras es uno de aislamiento, en el que el organismo humano se marchita y muere. La pregunta es, ¿está todo en nuestras cabezas o hay algo "ahí fuera", con respecto al lenguaje?

Obviamente, el lenguaje es subjetivo en el sentido de que es una construcción humana, aunque, ¿Podría ser como Terence McKenna sugiere? ¿Existe algo más detrás del lenguaje? ¿Recurre el lenguaje a una fuerza primordial, que forma al mundo? Su argumento fue a lo largo de las líneas del lenguaje, como una forma de comunicación que utiliza sonidos, que realmente intenta crear objetos visibles que podían ser "vistos", para ser entendidos. Su argumento era que, inconscientemente utilizamos metáforas visuales al describir el lenguaje, como "veo lo que está diciendo", etc. McKenna sentía que estábamos a un paso de crear un lenguaje de la forma, en el que nuestras palabras son literalmente objetos. ¿Somos únicamente las sombras en las paredes de la caverna de Platón, con las palabras siendo el "molde" para las sombras?

Los teósofos como Charles Leadbeater, sintieron que las palabras tienen formas físicas. Las cuales influyen en nosotros y hasta toman vida propia –convirtiéndose en una fuerza en ambas– en nuestra vida personal y en lo colectivo. Él las llamó "formas de pensamiento" y estas formas de pensamiento, se decían eran visibles a clarividentes y actúan como pequeños organismos, genios por así decirlo, que afectan a las personas para mejorar o empeorar.

Todo el pensamiento mágico, tiene el lenguaje desempeñando un papel importante; en la canción, la historia o la expresión de frases de poder, hechizos o maldiciones. Lo mismo puede decirse de los mantras, donde la repetición de palabras, se dice que es capaz de cambiar nuestra realidad y a nosotros. Cuando oramos, usamos palabras para comunicarnos con lo Divino.

Yo propongo una hipótesis, donde la palabra hablada es más poderosa que la palabra escrita, con relación a la magia. Un grimorio solo se encuentra allí, hasta que una persona lo lea y luego habla de sus hechizos. Entonces viene a la vida. Relacionado a esto, hay una investigación experimental interesante por Willam Braud, en el efecto de los pensamientos de los pueblos en los sistemas vivos, resumido en el libro *Influencia Mental a Distancia* (2003). Él encontró que personas fueron capaces de influir en sistemas biológicos, –por ejemplo, protección de células rojas de la sangre de cambios en concentraciones salinas– por medio de sus pensamientos. Aunque, estas personas no tenían idea de cómo funcionaba la fisiología del proceso. Esto implica para mí, en la obra de sanación y magia, que no es tanto las palabras exactas las que importan, sino más bien la intención fundamental. Las intenciones pueden afectar la realidad, incluso si usted no tiene ninguna comprensión del mecanismo de como esto sucede. Usted puede obtener un resultado en la dirección que quiera, sin comprensión (como sanar a alguien de un dolor de estómago funciona, incluso sin usted saber cómo sucede). Por lo que las palabras son como marcadores de posición, para dirigir la intención en algún sentido.

Para la consternación de los materialistas, escépticos y otras personas probablemente "racionales", la conciencia está demostrando ser un concepto difícil de alcanzar. Dicen que todo está en nuestras cabezas, sin embargo, ellos están ignorando disparatadamente muchos casos de excepción evidentes, que implican fuertemente de otra manera. El médico John Lorber señaló mi ejemplo favorito. Hay individuos que no tienen prácticamente el cerebro para hablar, debido a una afección llamada hidrocefalia, no obstante, están llevando a cabo una vida normal. Uno de estos individuos estudiados por Lorber, incluso tiene un grado avanzado en matemáticas. ¿Cómo puede ser esto posible, si la conciencia está "en nuestras cabezas", como afirman los materialistas? La sanación con el péndulo está, por tanto, en el límite de la explicación científica de la conciencia humana y la realidad. Estamos actuando en un reino, al que la ciencia no ha descubierto todavía.

Sí, el lenguaje juega algún papel en todo esto. Por último, es interesante notar que el uso de símbolos, no parece ser tan potente como las palabras utilizadas en los comandos del péndulo. Igualmente, las palabras escritas no parecen tan potentes como las palabras habladas, aunque el hecho de pensar en un comando, parece ser tan eficaz como decirlo en voz alta. Mi resumen de pensamiento es, que nuestra intención es más importante que las palabras que usamos, y que las palabras dirigen nuestra conciencia, para tener cierta direccionalidad para formar la realidad.

Qué hacer si no posee un péndulo

Si se encuentra sin un péndulo, aun así usted puede hacer este trabajo utilizando sus dedos. Los movimientos de su dedo efectuaran el cambio, por lo que puede usarlos en cualquier momento en el que un péndulo no esté disponible.

La manera de hacerlo es la siguiente. Tome el dedo índice y el dedo medio de su mano dominante, apunte hacia el suelo y los hace girar hacia la derecha diciendo un comando. Solo manténgalos girando hasta que usted se sienta satisfecho. No hay un tiempo establecido para esto. Si desea que algo pase, gire sus dedos en la dirección de las agujas del reloj, si quiere deshacer algo, gírelos hacia la izquierda o en la dirección contraria de las agujas del reloj.

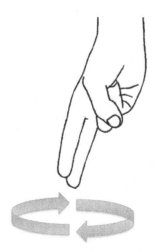

La primera vez que hice este trabajo con mis dedos, obtuve resultados fantásticos. Mi esposa iba a la tienda de informática Apple, para reparar su iPhone. Parecía que iba a ser muy costoso. Así que utilice los dedos y dije: "vamos a recibir dinero debido a la reparación de este iPhone". Cuando acabaron las reparaciones en la tienda, hemos probado el teléfono y no funcionó. No dude de la magia, pero hice girar mis dedos un par de veces más, mientras decía que todo se resuelve para el bienestar más alto. Luego nos dijeron que, nos darían un iPhone nuevo con valor de varios cientos de dólares y que no nos cobrarían nada por las reparaciones. Así que de vez en cuando, intente utilizar los dedos como un péndulo. Puede ser bastante potente y efectivo —al igual si quiere ser discreto— o si se encuentra sin péndulo.

Etapas de Sanación

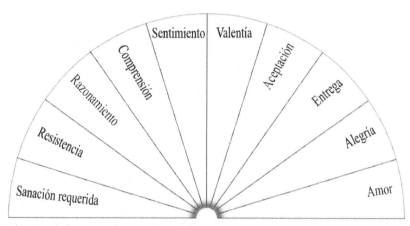

Diagrama de las Etapas de Sanación. Erich Hunter Ph.D.

Este diagrama describe lo que veo como las etapas de la sanación. Se puede utilizar para verificar el progreso de una persona durante el proceso de sanación. También puede utilizarlo, para estimular a una persona a pasar por las etapas de sanación, utilizando el péndulo.

El comando a utilizar (no dude en hacer su propia versión) es:

"Trae a esta persona a través de las etapas de sanación para que llegue a la etapa de amor".

Espere hasta que el péndulo deje de girar y se equilibre. Puede tomar varias sanaciones para llegar a la etapa del amor.

No vi ningún punto en documentar estados negativos, debido a que ser testigo de esas situaciones únicamente las hace más fuerte. Por lo tanto, el diagrama se centra en los cambios positivos.

Algunas etapas en el diagrama, pueden hacerle dudar de si lo que está haciendo está funcionando. Como ilustración, una persona puede haber comenzado en la etapa requerida de sanación, y luego puede ser que la persona llegue a una etapa de resistencia, donde esta activamente (conscientemente o subconscientemente) resistiendo la sanación. Esta resistencia puede considerarse como una etapa positiva, porque es realmente parte del proceso curativo.

Asimismo, una persona puede entrar en la etapa de sentimientos y han surgido todo tipo de emociones que pueden parecer aterradoras, deprimentes, tristes, etc. pero esto es necesario. Si la persona no siente estas emociones, no podrá tener una sanación completa. Tome estas emociones como una señal, de que lo que usted está haciendo está funcionando. Su tarea es tratar de apoyar a la persona enérgicamente y hacerles saber que está bien, si surgen sentimientos como ira, u otros. y que debe hacer lo mejor para sentir dichas emociones, incluso si las emociones son incómodas. Si la persona puede dejarse sentir la emoción, la expresa y la libera, hay una mejor oportunidad para conseguir una sanación completa. Utilice su criterio. En algunos casos, puede que la persona necesite ayuda profesional de un terapeuta o psiquiatra. Su trabajo es solamente crear y mantener un espacio para la persona siendo sanada y apoyarla si requiere de su ayuda.

Aquí están algunas notas en cada etapa de la sanación:

<u>Resistencia</u>

La resistencia es a menudo la primera etapa de sanación. Antes de ese momento, la persona estaba probablemente inconsciente o en estado de negación. La resistencia puede caracterizarse por una persona quejándose con usted de un problema de salud, pero cuando usted ofrece su ayuda, la persona se niega a aceptarla.

Razonamiento

Esta es la etapa donde la persona comienza a manejar el tema de su salud y empieza a buscar soluciones. A este punto él/ella puede hacerle preguntas, o puede buscarle para pedir ayuda.

Comprensión

La persona se da cuenta de que hay un problema y está tratando de comprender su situación para ayudarse a buscar soluciones.

Sentimiento

La persona empieza a sentir el impacto emocional de su situación de salud. Sentimientos como tristeza, ira, rabia, depresión, son comunes en esta etapa. A menudo, la persona sufre dolor emocional.

Valentía

La persona ha sentido sus emociones y ahora tiene el valor de tomar medidas para tratar de mejorar su salud. Asimismo, enfrenta cualquier temor que tiene sobre su situación y sigue adelante con su vida.

Aceptación

La persona ya no combate el problema de salud. Acepta su situación y no utiliza energía psíquica para combatirlo.

Entrega

Esta etapa es mejor denominada como una completa relajación de toda tensión. Este estado no durará mucho tiempo, pero se caracteriza por una sensación de "ingravidez" de todas las cargas.

Alegría

Cuando uno se rinde, hace una completa liberación de la tensión que se traduce en un estado de alegría.

Amor

Este es amor Agape. El estado de gozo, trae a la persona la realización que todos somos uno con otros y que a la vez formamos parte con la Divinidad. Todo es hermoso y perfecto a su manera. Este es el nivel más alto de iluminación para un ser humano.

Preguntas de estudiantes de la clase "Sanación con Péndulos"

Pregunta: ¿Podemos almacenar todos nuestros péndulos juntos en un solo lugar? Los tengo todos en mi bolsa de fieltro. ¿Esto les afecta o les evitará que funcionen?

Respuesta: Sí puede almacenar todos sus péndulos en el mismo lugar. La única excepción a esto, es el péndulo Universal que debe ser almacenado por separado en una caja de madera.

¿Por qué? La mayoría de péndulos de sanación de latón y madera se autolimpian, lo que significa que cualquier cosa que se conecta a ellos (energéticamente), será removido debido a la constante emanación del péndulo. Por lo tanto, guardarlos juntos no es un problema, ya que cualquier influencia que tienen unos con otros es a corto plazo y se cancelará rápidamente cuando son separados para su uso.

Pregunta: ¿Cómo se limpia (energéticamente) un péndulo?

Respuesta: Si usted no está seguro si un péndulo de latón o madera se autolimpia (energéticamente), simplemente golpéelo tres veces (suavemente) sobre una superficie de madera y se limpiará.

Un péndulo de cristal puede requerir técnicas más elaboradas para limpiarlo (energéticamente).

Pregunta: ¿Es posible poder convencer a mi papá, con la ayuda del péndulo, para que vea al especialista debido a su problema de salud, o seria imponer en su voluntad (o quizás también imponer en su karma)?

Respuesta: Estaría muy indeciso al utilizar el péndulo, para convencer a su papá de hacer algo. En cambio, lo que puede hacer es utilizar el péndulo para pedir "ayuda a mi papá a ver claramente todas las opciones, que se encuentren en su más alto bien" o "transforma a mi papá en alguien que tenga una mente abierta, si está en su más alto bien". Usted igualmente, podría aumentar el nivel de consciencia de su papá.

La idea aquí es de querer ayudar a las personas, respetando su libre albedrío y su camino de vida. Así que trabaje en algo como esto indirectamente, alterando las condiciones que podrían prevenir que una persona tome decisiones claras pero en última instancia la persona tiene que decidir por cuenta propia.

Otro aspecto de esto es que, usted como el sanador debe renunciar al resultado de igual forma. Continúe haciendo su parte con paciencia y amor, pero no espere un resultado y no espere que su papá haga lo que usted quiera. Sé que esto puede ser difícil de escuchar, porque cuando amamos a alguien queremos ayudarlos, pero al mismo tiempo es importante como sanador, desprenderse del apego a los resultados. Al elevar el nivel de consciencia de su papá, etc., él podría cambiar su forma de pensar de todos modos.

Pregunta: Cuando usted envía un comando, por ejemplo, para cambiar al color radiestésico cian, usted no distingue entre enviarlo internamente o externamente (onda magnética o eléctrica) en el comando. ¿Es esto para mantenerlo simple para los principiantes?

Lo que quería preguntar es esto. Tengo un color radiestésico interno y externo. Mi color externo es generalmente índigo y representa la fase electromagnética. Mi color interno es a menudo algo como el cian o índigo si estoy sano (es ocasionalmente amarillo si estoy mal). Mi pregunta es, cuando usted está utilizando comandos para elevar su salud al cian, ¿se intenta cambiar el color interno (fase magnética)? pero usted no parece indicar esto en el video, ¿hubo una razón para este enfoque?

Respuesta: Yo no distingo de las fases magnéticas y eléctricas, porque asumen que las emisiones de péndulo son forma de onda y tengo serias dudas sobre eso. Además, no he podido encontrar ninguna forma práctica de probar esta hipótesis, excepto utilizando un péndulo de cono, pero mis experiencias con él no me dieron resultados conclusivos. No estoy diciendo que tengo la respuesta, es solo que en este momento no he sido convencido de que las emanaciones de péndulo son forma de onda. Por lo que no reconozco, los aspectos eléctricos y magnéticos, como emanaciones de péndulo.

Con respecto a las observaciones de colores internos y externos – representados por las fases de la ondas magnéticas y eléctricas –yo lo veo como radiestésico cian– tanto dentro como fuera, porque siento que cada célula, tejido y órgano son cian cuando están sanos.

Sin embargo, esto no quiere decir que usted esté equivocado. Parece como que este es uno de esos escenarios "del ciego describiendo al elefante". Parece que estamos hablando de idiomas similares, pero hay pequeñas diferencias que hacen la diferencia. Estamos mirando diferentes aspectos de lo mismo. No estoy seguro de cómo medir el color interno y el color externo.

Lo que sugiero es, tomar lo que estoy enseñando a valor nominal, luego compare con otros sistemas que conoce y modifique según sea necesario para su propósito.

Si por alguna razón, el color índigo funciona mejor para usted que el color radiestésico cian, podría ser algo único para usted. Siga con eso. En la naturaleza siempre hay mucha variación. Así que, mi sugerencia del color radiestésico cian es para la salud en general, pero creo que podría haber personas, a las que no aplicaría esta sugerencia. Podría explicar por qué ciertas personas no pueden llegar al color cian. Además, es una buena razón para añadir siempre el calificativo "si es para el mayor bien de la persona", al final.

Pregunta: ¿Cuál es la mejor manera de hacerle una pregunta al péndulo?

Respuesta: Con un sistema Sí/No, parece que funciona mejor para mí. Solo relájese, haga su pregunta y permita que el péndulo oscile hacia adelante sobre el Sí o No, en un diagrama Si/No como el de siguiente:

[Si No]

Mi objetivo es generalmente colocar el péndulo en la mitad del diagrama. Lo que usted encontrará es que, el péndulo empieza a moverse hacia el Sí o el No. Si no lo hace enseguida, espere un segundo. Si el péndulo no se mueve en lo absoluto, significa que no existe una respuesta correcta.

Únicamente utilizo el péndulo para preguntar durante una sanación. Casi nunca lo uso para responder a preguntas de la vida, o para la adivinación como mucha gente lo hace. Es simplemente como yo lo utilizo.

Pregunta: ¿Utiliza usted diagramas para diagnosticar?

Respuesta: Raramente. No veo mucho efecto en el diagnóstico de estados negativos. Hay veces que, tomo una lectura antes de una sanación y la comparo después. No obstante, no anoto la lectura que realizo antes de la sanación y recomiendo que usted tampoco lo haga. A medida del tiempo ya no me molesto en tomar una lectura antes de una sanación, tal vez tomo una lectura después de ella, para ver si lo que hice subió a la persona a un alto nivel. El único diagrama de diagnóstico que utilizo regularmente, es el que me enseña lo que necesito hacer durante una sanación. Tengo todas las modalidades de sanación que puedo realizar en un diagrama, y luego tomo una lectura de ese diagrama para ver cómo voy a proceder, cuando no estoy seguro.

Pregunta: ¿Cuál sería el tiempo ideal que debería tomar el péndulo para parar de girar?

Respuesta: Generalmente no tarda mucho. Ordinariamente menos de un minuto. Para algunas personas, o en algunos casos, puede tardar más tiempo. Cuanto más tarda, más "trabajo" está realizando. Si es posible, espere hasta que deje de girar y se mueva de un lado a otro. Si está tomando realmente largo tiempo (como más de cinco minutos) vea si puede modificar el comando. A veces eso ayuda. Otra cosa que puede hacer es parar. Espere un minuto y luego repita el comando. A veces eso lo hará ir más rápido.

Pregunta: ¿Cómo puedo sanarme a mí misma para bajar de peso? (Yo como muchos dulces y no parezco ser capaz de parar). ¿Qué ordenes puedo darle al péndulo para que yo llegue mi mejor y más saludable peso posible?

Respuesta: El aumento de peso puede ocurrir por muchas razones. Algunos de los motivos son fisiología básica (se consumen más calorías de las que se queman con ejercicio), otras razones son más espirituales en naturaleza (se sube de peso para conectarse a la tierra, cuando se hace mucho trabajo en los chakras superiores, o para escudarse y protegerse de otras energías). Así que una gran parte de llegar a su peso ideal, es determinar la causa. Otra cosa para recordar es, que el aumento de peso no es la historia completa. El músculo tiene masa, por lo que puede ganar peso al ganar músculo, lo que podría ser algo bueno. Así que no se dirija tanto por la escala.

Aquí hay algunos comandos:

"Me amo a mí mismo hasta los niveles más profundos posibles, sin importar como me veo o como me siento".

"Mi cuerpo es perfecto como es, me acepto a mí mismo completamente".

"Llego a mi peso ideal con facilidad y de maneras perfectas".

"Transfórmame en quien desea alimentos sanos".

"Permíteme sentirme segura, sin tener que comer adicionalmente".

"Permite sentirme seguro en el tamaño de mi cuerpo ideal".

"Transforma mi exceso de peso en energía, vitalidad y salud".

"Eleva la inteligencia de mi organismo al más alto nivel posible".

"Aumenta mi conciencia alrededor de mi forma de alimentación y comidas al más alto nivel posible".

"Reduce mi estrés/ansiedad, al nivel más bajo posible".

"Aumenta mi nivel de comodidad interior, al más alto nivel posible".

"Cámbiame en quien anhela comida sana".

"Eleva mi conciencia, acerca de las opciones de alimentos al nivel más alto posible".

"Retira cualquier obstáculo para 'ganar o perder peso', a un peso saludable fácilmente y de manera perfecta".

"Yo mismo puedo conectarme al mundo sin comida, ni exceso de peso".

Recuerde que el amor propio es lo más importante. Aunque usted no esté en su "tamaño de cuerpo ideal", por favor, ábrase a la idea de que su cuerpo es adorable, así como está en este momento. Mucha gente se auto tortura porque tiene sentimientos negativos acerca de su cuerpo. La mayoría del tiempo, esta clase de sentimientos/pensamientos están totalmente en la imaginación y no tienen nada que ver con la realidad. Aceptación y amor propio radical, son primordiales en mi opinión.

Pregunta: Con respecto al decir nuestros comandos de péndulos, ¿existe una política general con respecto al número de veces que deben repetirse estos comandos para obtener mejores resultados?

Respuesta: No hay reglas para esto. Trataría una vez al día. Usted podría también preguntarle a su péndulo con un diagrama de números simple, cuántas veces los puede repetir, o podría revisar en uno de los diagramas (por ejemplo, el del nivel de vitalidad) y luego ver, si se necesita más trabajo para subir ese nivel.

Pregunta: Si los obstáculos son debido a una maldición, maleficio, mala fortuna o magia negra, entonces ¿cuáles serán los comandos para eliminar estos obstáculos?

Respuesta: Tiene que usar el péndulo para liberarse de la maldición, maleficio, mala fortuna o magia negra, y entonces usted puede recurrir a un protector espiritual poderoso para ayudarle.

Comandos para el péndulo:

"Envío amor a mí mismo y a quien puso una maldición, maleficio, mala suerte o magia negra sobre mí".

"Me encanta aceptar y perdonar a otros y a mí mismo. Ahora soy libre".

"Líbrame de cualquier maldición, maleficio, mala suerte o magia negra. Ahora soy libre".

"Protégeme de cualquier maldición, maleficio, mala suerte o magia negra".

Ahora la parte de protección espiritual. Si usted tiene un Dios poderoso, deidad u otro ayudante espiritual que es bueno, pídale ayuda para protegerle de cualquier hechizo de magia negra, maleficio, conjuro o maldición futura.

Mi maestro en Bali, pasó su vida protegiendo a personas de "magia negra" y tenía una poderosa conexión con el dios Shiva. Lo que hago una vez que la maldición, maleficio, o mala suerte ha sido despejada; realizo un llamamiento a mi maestro y a Shiva, para proteger a la persona. Desde que me inicié en su linaje de curación, puedo llamarlos a ellos y ellos proveen su protección. Usted puede utilizar cualquier dios poderoso, o ángel, etc., que esté dispuesto a ayudar.

En resumen, utilice el comando de péndulo para levantar la maldición y luego llame a sus aliados espirituales para pedir su protección.

Tenga en cuenta, sin embargo, que a veces es más complicado que esto. Recientemente ayudé a un hombre en Alemania, a liberarse de una maldición que llevaba de una vida anterior. Tomó cerca de dos meses para levantar la maldición. Él hizo trabajo de auto sanación con el péndulo bajo mi dirección; al final tuve que canalizar información para el del reino espiritual, para ayudarle a romper la maldición. Luego, él tuvo que hacer una ceremonia especial con la información que le ofrecí, y alguna información adicional (que solo él sabía por qué estaba relacionada con su vida anterior). Adicionalmente, esto envolvió que él hiciera meditación profunda, para encontrar la respuesta. Una vez que supo que hacer, pude guiarlo sobre cómo completar la ceremonia y finalmente se levantó la maldición. Esto fue algo único a su situación, a veces si no funciona el enfoque sencillo, puede que necesite ya sea profundizar y probar otras cosas o recibir ayuda de alguien, que tiene experiencia con esto.

Pregunta: La persona que quiero ayudar con una sanación, nunca aceptará que yo haga cualquier trabajo de sanación para él, debido a su creencia a lo largo de las líneas que solo Jesús puede sanar, y otros. Aunque, por medio de otro entrenamiento que tomé hace mucho tiempo, el instructor sugirió que pidamos al ser superior de la persona resistente permiso, para realizar una sanación para su cuerpo. La respuesta del ser superior era por medio de Sí/No respuestas, a través de pruebas musculares. Hubo ciertamente claras respuestas, al pedirle al yo superior de la persona permiso para realizar un tratamiento curativo. ¿Qué opina de esto?

Respuesta: El pedirle al ser superior de una persona es, una gran manera de proceder si no está seguro si usted puede hacer una sanación para alguien. Puede utilizar un péndulo y un diagrama Sí/No simple para hacer eso. Luego, durante su sanación pida que sea en el bien más alto de la persona.

Pregunta: Yo soy diabético tipo 2 desde hace cinco años. No tomo ningún medicamento, pero cuando mis niveles de glucosa se ponen altos como en estos días, tomo Metformina de 1000 mg al día. ¿Es posible hacer algo usando el péndulo?

Respuesta: Si, el péndulo puede ayudar.

Conjuntamente, con todo lo que ya había sugerido sobre el protocolo de sanación, por ejemplo, aumente la capacidad para recibir, aumente la voluntad para vivir, etc. al llegar al final (antes de las etapas de la sanación), trate algunos de estos comandos:

"Reduce la glucosa en mi sangre, a niveles saludables".

"Aumenta la capacidad de mis células, de absorber glucosa de la sangre".

"Aumenta la capacidad de mis células, para responder correctamente a la insulina".

"Cambia el color radiestésico de mi páncreas a cian".

"Aumenta la vitalidad de mi páncreas, al más alto nivel".

"Eleva la voluntad de vivir de mi páncreas, al más alto nivel".

"Disminuye la resistencia de mis células a la insulina".

"Cambia el color radiestésico de mis células a cian".

"Aumenta la voluntad de vivir de mis células".

"Purifica el exceso de glucosa de mí sangre".

También, puede hacer algunos comandos propios para cuestiones relacionadas a su circunstancia, que pude no haber alcanzado a mencionar. Tan extraño como suena, nuestro cuerpo entiende estos comandos y reaccionará.

Por favor, asegúrese de trabajar estrechamente con su médico y de controlar sus niveles de glucosa en la sangre. En un caso en el que trabajé, esto no sucedió y cuando el cuerpo sanó, la dosis de insulina se convirtió demasiada alta causando problemas.

Cada vez que hace una sanación para alguien tomando medicamento, asegúrese de trabajar con un médico que ajuste su dosis a medida que usted sane, porque todos los medicamentos son venenos y pueden causar problemas cuando usted está sano.

Pregunta: ¿Sería más eficaz si mezclo la sanación con péndulo con otro método de curación?

Respuesta: La sanación con péndulo puede utilizarse junto con cualquier método de sanación, incluyendo la medicina tradicional. Si quiere combinarlo con un método alternativo como la sanación energética, le recomiendo que realice mi protocolo primero, para abrir la capacidad de la persona para recibir, cambiar el color radiestésico, etc. y luego, antes de llegar al último paso (etapas de sanación) la energía de sanación, realice el protocolo para la diabetes tipo 2. De esa manera, usted ha preparado el terreno –por así decirlo– y la energía curativa puede ser más eficaz. La gran cosa sobre la sanación con péndulo es que, se puede combinar con cualquier otra forma de sanación y la hará más eficaz.

Pregunta: ¿Es la sanación de la persona frente a usted "más fuerte" que la sanación a distancia? ¿O son iguales?

Respuesta: La sanación de una persona frente a usted no es más fuerte. La "fuerza" de la sanación depende de la persona y la situación, por lo que tiene que ver más, con la persona siendo sanada, que el modo de realizarla (es decir, en persona o a distancia). Es interesante notar que, algunos sanadores encuentran sus sesiones de sanación más eficaces con las sanaciones a distancia, pero esto no es universalmente cierto.

Pregunta: ¿Puede la salud del sanador de péndulo, afectar el resultado de la curación? Es decir, en caso de fatiga o nivel moderado de enfermedad ¿podría disminuir su capacidad de sanar, o podría transferir su fatiga o enfermedad a la persona siendo sanada?

Respuesta: En mi experiencia, no he encontrado que la salud del sanador de péndulo afecta a la persona siendo sanada. Esto difiere de otros tipos de trabajo de sanación (como energía curativa), donde el estado del sanador puede afectar a la persona. Esa es la belleza del trabajo de péndulo. Hay poca o ninguna transferencia directa, o la mezcla de energías entre la persona siendo sanada y el sanador. Es un método limpio.

Pregunta: ¿Cuánto tiempo tarda una sanación con péndulo para tomar efecto?

Respuesta: Los resultados podrían comenzar a hacer efecto en cualquier momento. Puede ocurrir inmediatamente o durante varias horas o incluso días. Casi siempre se nota un cambio en la persona o situación al lado positivo, –después de la sanación– pero como ocurre a través del tiempo puede ser sutil y difícil de observar, a menos que usted este prestando atención. De igual forma, cuando la gente se mejora, se olvidan de cómo se están sintiendo Por lo que muchas veces, usted no se dará cuenta, así que no se preocupe.

Pregunta: ¿Es posible influir en otra persona mediante el uso de un péndulo? ¿Sería de la misma manera que lo haría con un hechizo? ¿O hay algo más que debo saber para hacer que funcione mejor?

Respuesta: La respuesta corta es sí. No sé lo que usted quiere hacer, así que le pido que su intención sea buena y que utilice sus poderes para sanar y ayudar a los demás.

Pregunta: Me preguntaba si puedo hacer algo por alguien cuando su cónyuge acaba de fallecer. Siento conflicto, porque naturalmente personas pasando por esa circunstancia sienten remordimiento. Así que ¿existe alguna manera de ayudarlos a pasar por el proceso más fácilmente?

Respuesta: Definitivamente, hay cosas que puede hacer para ayudar a estas personas, con el péndulo. El hacer el protocolo de sanación les ayudará, especialmente las "etapas de sanación". De la misma manera, puede aumentar la conciencia de la persona al nivel más alto posible (puede usar esto como un comando). Otra es: "ayuda a esta persona a ver lo bueno en cada situación", o "ayuda a que esta persona sienta lo que necesita sentir y mire lo que necesite ver para saber que es amado". Yo no interferiría con el proceso de una persona, pero estos protocolos, son ayudas para la persona y no pararán el proceso de duelo. Realmente, podrían ayudar a pasar y superar el duelo de una manera saludable. Usted también puede preguntarle a la persona, cómo usted puede apoyarle, si usted considera poder hacerlo.

Pregunta: ¿Qué tipo de péndulo es el mejor: bronce, plata, cobre, o cristal?

Respuesta: Los de bronce y madera tienden a hacer los mejores péndulos. Es más fácil encontrar uno bueno, de estos materiales. Los de plata, cobre y cristal a veces funcionan y a veces no lo hacen. Puede tener suerte con uno de estos últimos. Siempre puede probar el péndulo para ver si emite color radiestésico blanco o verde–. Esos son los mejores colores radiestésicos para la sanación.

Pregunta: Si una persona está inconsciente, o en un estado de coma, ¿podemos ayudarlos?

Respuesta: Yo realizaría todos los protocolos de sanación regulares y agregaría estos a continuación:

Comandos para el péndulo

"Trae a esta persona de nuevo a tener conciencia de la coordinación de cuerpo y mente, si está en su bien más alto".

"Retira cualquier obstáculo, para recobrar la conciencia".

"Incrementa la conciencia, de la coordinación del sistema mente-cuerpo, al más alto nivel posible".

"Deshace el estado de coma y vuelve a esta persona a la normalidad".

Si conoce bien a la persona, usted puede enviar amor y asimismo puede enviarle mensajes. Solo dígalos mientras el péndulo está girando.

De la misma manera, las circunstancias del coma pueden dar ideas sobre los pasos necesarios para la sanación (por ejemplo, si fue causa de un trauma, deshaga el trauma, etc.). Si es debido a un trauma, puede que necesite hacer una recuperación del alma y devolver el alma al cuerpo.

Pregunta: Tengo un péndulo Osiris que produce verde– (negativo), por eso me protejo con papel aluminio; sin embargo, usted explicó que es necesario desatornillar la base del péndulo para detener su emisión verde– cuando no esté en uso. ¿Necesito tener más cuidado cuando utilizo el péndulo Osiris?

Respuesta: El Osiris es un péndulo de gran alcance. Es seguro de usar. Simplemente no lo lleve en el bolsillo a menos que este desenroscado, una vez desatornillado no emite verde–.

Pregunta: Hice un curso anterior y nos dieron instrucciones sobre lo que se debe hacer para empezar a utilizar un péndulo nuevo. He visto a alguien respirando y meditando cerca del plexo solar, incluso algunos símbolos de *Reiki*. ¿Tiene alguna sugerencia? ¿Algún procedimiento, en que su energía esté conectada directamente y comprobar también su color?

Respuesta: No necesita hacer nada especial, si el péndulo se autolimpia. Si se intenta potenciar el péndulo con *Reiki* o meditación, no permanecerá porque siempre se limpian ellos mismos.

Si desea puede hacer una afirmación como "Este péndulo funciona increíblemente bien para sanación, siempre tengo éxito al usarlo". Esto creará un encanto positivo para que el péndulo trabaje, ya que es una forma de pensamiento a su alrededor y no está enredado con el péndulo.

Pregunta: Una cosa sigue siendo confusa para mí. Cuando cambio el color de la persona a "cian" y más tarde intento revisar, donde está la persona después de la sanación y no está en "cian", pero en otro color (como índigo), ¿debería yo volver a hacer todo el proceso de sanación una vez más, hasta llegar al cian? Lo mismo sucedió con la "etapas de sanación", la persona no llegó a la etapa de amor. ¿Cuántas veces tengo que volver a hacer el proceso de sanación?

Respuesta: Sí, es normal que la persona revertirá a través del tiempo. Ellos utilizan la "energía" que usted envía. No hay una fórmula determinada, para cuantas veces tiene que realizar una sanación. Algunas personas necesitan solo una vez, otros pueden necesitar ayuda casi constante. Trate de elevar todo al más alto nivel posible. Además, las personas necesitan tiempo para integrar la sanación. Hágala una vez, o dos veces al día y deje que la persona se integre por un tiempo antes de hacerlo otra vez.

Pregunta: He estado usando el comando sugerido para ayudarme a "Ver lo que tenga que ver", a fin de entender mi enfermedad, y no sé cómo ni dónde buscar la respuesta, ¿tal vez esto es algo con lo que me puede ayudar?

Respuesta: Esto es algo como un enigma, a menos que esté dispuesto a entregarse a lo desconocido. Usted no puede buscar la respuesta. Usted puede pedir la respuesta y olvidarse que lo hizo y luego, deje que la respuesta llegue a usted. Sé que esto probablemente puede sonar para algunos, como algo de la nueva era o sin sentido, pero la forma en que funciona es bíblica, "pedir y recibiréis". La respuesta vendrá. Solamente, este consciente y preste atención. La respuesta podría llegar en la forma de un presagio. Puede venir en la forma de un mensaje, por medio de una persona conocida, o tal vez incluso como un signo en una cartelera, o placa. No importa como llegue a usted, usted necesita estar atento y una vez que el mensaje es claro, actúe de acuerdo con él. Muchos problemas son causados por nuestra falta de escuchar el mensaje que se nos ha proporcionado y como resultado no actuamos basados en él. Esto es especialmente cierto con las cuestiones relacionadas con el karma, donde las lecciones deben ser aprendidas para poder continuar a otras lecciones.

Pregunta: ¿Se puede cambiar el color radiestésico de su péndulo?

Respuesta: A menos que distorsione la forma del péndulo con una lima, o lo desarme, únicamente puede cambiar su color temporalmente. Usted puede pedirle el producir un color diferente y será por un corto tiempo (mientras su mente lo controla), aunque luego volverá al color radiestésico base, si es un péndulo de auto limpieza. No todo péndulo se autolimpia, pero los que usted menciona si lo hacen (Isis, Karnak). Si tiene un péndulo que no se autolimpia y usted cambia el color, este durará por un tiempo, pero poco a poco el color original regresara, debido a que recoge otras emanaciones del trabajo de sanación y del medioambiente. Si usted no está seguro si su péndulo se autolimpia, toque ligeramente su péndulo tres veces sobre madera y esto lo limpiará.

Pregunta: He escuchado que con un nuevo péndulo, se sugiere soplar sobre él o ponerlo bajo el chorro de agua para limpiarlo. Algunas personas sugieren incluso cargarlo con energía solar, o con la luna. ¿Ha escuchado hablar de esto? ¿Cuál es su opinión?

Respuesta: Esto no es necesario con un péndulo de sanación normal. Los procedimientos que usted menciona, son más adecuados para la preparación de varas de cristal en mi opinión y son totalmente innecesarios para el trabajo de sanación.

Pregunta: Así que ¿"entregarse" es básicamente decir "pase lo que pase"? ¡Usaré mi péndulo para eso! Es más fácil decirlo qué hacerlo...

Respuesta: La entrega es difícil de hacer conscientemente. Es relajar la tensión de intentar conseguir un resultado concreto. A menudo, tenemos una visión muy limitada de lo que es posible y nos aferramos a los resultados deseados a nuestro propio detrimento, creando una tensión que hace que sea imposible que los milagros sucedan. La entrega va más allá de simplemente tener una actitud que no le importe. Es cuidar, pero al mismo tiempo soltar y literalmente rendirse, a la voluntad de lo divino. En este estado pueden ocurrir milagros de maneras inesperadas. Igualmente es, la puerta de entrada a los más altos estados de conciencia humana, amor, conocimiento de misterios espirituales, y la unidad con lo divino.

Pregunta: ¿Qué mineral o cristal, podría ser recomendado para un péndulo?

Respuesta: No recomiendo los péndulos de cristal. Si usted debe tener uno, cuarzo puede trabajar. Algunos otros también podrían trabajar. A menos que usted ame los cristales y deba tener un péndulo de cristal, o si ya tiene un péndulo de cristal, le sugiero mejor poner su esfuerzo en conseguir un péndulo que trabaje bien constantemente. Obtenga uno de latón o madera, estos son materiales que han sido probados y confiables.

Pregunta: En este momento tenemos cuatro grandes incendios forestales en el norte de California. ¿Podríamos usar nuestros péndulos para cambiar el alcance de los incendios para ayudar a otros, tal vez incluso contenerlos completamente? Sé que esta idea suena inverosímil.

Respuesta: Creo que es posible. Una advertencia –los incendios forestales proveen un servicio y realmente tienen una función benéfica en la naturaleza. Yo estaría renuente a tratar de detener el incendio. Más bien yo me concentraría en proteger una casa o una instalación. Especialmente si usted es dueño de una casa, o un amigo es dueño de una, en la zona afectada. Usted podría hacer trabajo de péndulo para protegerla.

Igualmente, usted puede extender la protección para otras cosas. He utilizado el péndulo para proteger mi auto, cuando estaba estacionado en una zona donde me preocupaba que podría dañarse. Un área, que estaba pensando en probar pero no he tenido la oportunidad aún, sería proteger a personas en zonas de guerra, o donde se producen atentados. Otra forma de utilizar el péndulo, seria para reducir la delincuencia. Hice algunos experimentos en mi vecindario, para eliminar energías negativas de lugares donde la gente cuestionable se congregaba; vi un gran cambio en la cantidad de rufianes y borrachos sin hogar, que se llevaban en los parques en los que he trabajado. Los rufianes desaparecieron y los borrachos eran más amistosos y más corteses. La energía entera cambió en estas áreas.

Por desgracia, fue temporal. Una banda de *rock & roll* llegó a la ciudad y la energía se convirtió en negativa de nuevo. Algunas zonas parecen tener contaminación psíquica. Usted puede limpiarlas con el péndulo, pero las zonas vuelven a ser contaminadas una vez más y esto implica mucho trabajo. Si su vecindario es malo, simplemente haga sanación de forma regular y usted deberá ver cambios.

Pregunta: ¿Es posible determinar la habilidad o la capacidad del sanador usando un péndulo?

Respuesta: Sí. Puede utilizar un gráfico de Sí/No, o crear una escala para esto. Sería fácil de hacer (por ejemplo, una escala de 1-10 con 10 siendo la mejor elección para usted y el sanador). Buena idea.

Pregunta: ¿Puede la habilidad, la calidad o la capacidad del sanador cambiar con el tiempo?

Respuesta: La respuesta corta es sí. Un sanador puede hacer un trabajo increíble en una circunstancia en particular, o con una persona en particular y no tener el mismo éxito en otras circunstancias, o con otras personas.

Pregunta: Para comprobar el color radiestésico de un péndulo en el comienzo de una sanación, usted recomienda no grabarlo. ¿Es por qué nuestras palabras tienen poder?

Respuesta: Sí. La premisa básica de la sanación del péndulo es, que nuestras palabras tienen poder y que cambian la realidad. Si graba el color radiestésico (es decir, escribiéndolo) al inicio de una sanación, existe el riesgo de "retenerlo" y lo hace más difícil de cambiar. Por difícil que esto es para los sanadores de péndulo, les recomiendo que se alejen de hacer diagnósticos tanto como sea posible, y solo utilícenlos para ayudarles a progresar en una sanación. Es nuestro ego el que quiere ver el cambio, y también nuestra curiosidad negativa que quiere saber lo que está mal con la gente. Cuando se sabe que hay un problema, es mejor ir directamente al trabajo de sanación y omitir el diagnóstico como sea posible, sin comprometer su trabajo.

Pregunta: ¿Importa el color radiestésico para un péndulo de radiestesia?

Respuesta: No importa hasta donde me doy cuenta, pero los péndulos que emanan colores blanco y verde– (negativo) son excelentes para radiestesia.

Pregunta: ¿Puedo usar distintos péndulos para radiestesia y sanación?

Respuesta: Sí, puede utilizar péndulos separados. Tengo un péndulo con el que hago la mayor parte de trabajos de Si/No y otros que utilizo solo para sanación. Por alguna razón, estoy más cómodo con un péndulo para radiestesia para Sí/No y utilizo los otros para sanación. Así que está bien tener péndulos separados para distintos fines.

Pregunta: ¿Por qué no utilizar el Biómetro de Bovis? ¿Hay algunas áreas en las que no funciona?

Respuesta: Exploré el Biómetro de Bovis, pero no lo siento adecuado para mí. No hay nada malo en ello; es solo que no es para mí. Por favor, siéntase libre de utilizarlo en su trabajo. Vea si usted puede incorporar lo que estoy enseñando dentro del trabajo de Bovis. Es importante darse cuenta de que, lo que yo estoy enseñando aquí es una fundación, que usted puede tomar en un millón de direcciones diferentes. Tome lo que funciona para usted y deje el resto.

Pregunta: Me di cuenta de que la estructura de sus comandos se basa en dos métodos distintos. Uno es más como una afirmación, y el otro como un comando, tal como "Aumenta mi capacidad para recibir al más alto nivel" es un mandamiento y "Siempre recibo mucho dinero fácilmente" es una afirmación.

Ahora, podría haber utilizado el comando en ambos sentidos o del mismo modo la afirmación de ambas maneras como, "Transfórmame en alguien que recibe mucho dinero". Soy curioso en cuanto al uso de cualquiera de los métodos, ¿Hay alguna razón, por la que hace una declaración de tipo afirmación, en lugar de una declaración de estructura de comando?

Respuesta: Muy observador. Más que limitaciones a mi imaginación, mezclo afirmaciones con comandos por varias razones. Una razón es que, quiero que todo el mundo se dé cuenta de que no hay ninguna manera correcta de hacer este trabajo. He encontrado pautas, ideas que funcionan para mí y así las comparto, pero no quiero que nadie se quede encasillado en una fórmula. Trate de crear sus propias declaraciones, para su uso con el péndulo. La otra razón es que en diferentes circunstancias, diferentes señales verbales parecen tener más poder. Yo me baso en mi intuición y experiencia. Puede variar para diferentes personas, por lo que trato de proporcionar varios comandos para cada situación a la que me dirijo. De esta forma, la gente puede escoger la que mejor se ajuste a su circunstancia. Déjeme saber si usted tiene más preguntas.

Pregunta: Se me ocurrió una idea. ¿Puede el comando ser escrito en un pequeño trozo de papel y ponerlo en la cámara del péndulo?

Respuesta: Sí, puede escribir el comando en papel y colocarlo en la cámara del péndulo. Dicho esto, un libro de magia que solamente permanece en un estante, no puede hacer mucho. Toma discurso y acciones de una persona para que los hechizos tomen vida. Lo mismo vale para el trabajo de péndulo. Los comandos escritos tienen menos energía que la palabra hablada. Es decir, son menos eficientes que cuando dice los comandos en voz alta.

Pregunta: Al trabajar en uno mismo, escribiendo nuestro nombre en una tarjeta testigo de 3x5 in, ¿nos referimos a nosotros mismos en primera o tercera persona, o no importa?

Respuesta: No importa. Algunas personas ni siquiera necesitan la tarjeta testigo para conectarse con ellos mismos. Usted puede mantener el péndulo en el aire, aunque generalmente yo recomiendo la tarjeta testigo a menos que usted se sienta seguro de hacerlo sin ella.

Pregunta: En la última sesión, usted habló brevemente acerca de equilibrar todos los chakras a la vez, en lugar de tediosamente equilibrarlos uno a la vez. Por supuesto, equilibrarlos al mismo tiempo es el camino a seguir. Usted mencionó sostener el péndulo sobre el plexo solar de la persona, para hacer el balanceo de todos a la vez. ¿Qué pasa si yo soy la persona a ser sanada? ¿Cómo sostengo el péndulo sobre mi plexo solar?

Respuesta: Usted puede sostenerlo sobre la palma de su mano, o una tarjeta testigo, o en el aire, si usted puede conectarse con usted mismo.

Pregunta: El árbol en mi jardín está dejando caer sus hojas y está muriendo. ¿Hay algo que yo pueda hacer con el péndulo para ayudarlo?

Respuesta: Cuando los árboles están sanos son verde+. Podría comprobar el color radiestésico de su árbol y cambiarlo a verde+ si es necesario.

Pregunta: Me preguntaba, si se está sanando a alguien que está sentado frente a uno, ¿podría hacerlo simplemente mirando y centrándose en la persona en lugar de una tarjeta testigo?

Respuesta: Sí, pero normalmente tengo el péndulo sobre el plexo solar, o la parte del cuerpo que se está sanando.

Pregunta: Bueno, según tengo entendido, la inteligencia del péndulo únicamente responde con exactitud a preguntas con respecto al ahora, no lo que será o puede ser más adelante, ¿cierto?

Respuesta: Generalmente, no uso el péndulo para contestar preguntas. Lo qué hago en cambio es, tratar de cambiar o modificar la realidad de una situación; mientras simultáneamente entrego el resultado a la Divinidad, en caso de que mis deseos no estén en mi bienestar más alto al plan Divino.

Pregunta: ¿Cómo ve la diferencia entre el uso de comandos de péndulo y el uso de códigos de la Radiónica, para por ejemplo quitar bloques negativos?

Respuesta: Encontré los códigos de Radiónica mucho menos eficaces. Yo construí mi propia máquina de Radiónica DeLaWarr y mientras que me divirtió el construirla y utilizarla, no proporcionó resultados poderosos. Parece clasificar el efecto de cosas pero no de manera drástica. Realmente, encontré que las máquinas de Radiónica de "papel" fueron más efectivas que las maquinas físicas reales. Otra cosa es que, los códigos de Radiónica se convirtieron excesivamente complicados. El procedimiento de diagnosis fue muy complicado, también. Parece estar basado en un modelo médico, en lugar de un modelo metafísico. La mayoría de los practicantes de Radiónica estaban obsesionados con ser aceptados en la corriente de medicina tradicional y esto causó su propia desaparición.

De todos modos, esa fue mi experiencia. Tal vez otros tengan mayor éxito con estos dispositivos. Todavía estoy intrigado por ellos (una máquina sin sentido que influencia la realidad). Si este trabajo le inspira, trate de usar los códigos, o lo que representan para trabajo de péndulo. Sería un experimento interesante. Únicamente tenga en cuenta que los comandos de péndulo tienen el poder de la palabra hablada, el lenguaje y las formas de campo o pensamiento morfogenéticos. Considere que, los códigos de la Radiónica son más abstractos y tienen campos o pensamientos morfogenéticos más débiles, ya que pocas personas los utilizan.

Pregunta: Escuché que los péndulos universales son para trabajo de sanación avanzado. ¿Está de acuerdo con eso?

Respuesta: Con la excepción de un péndulo universal simplificado, he encontrado que ellos realmente no son necesarios en el trabajo de sanación avanzada. Tenía dos, pero uno de ellos lo vendí porque nunca lo usé. Yo puedo hacer todo con un péndulo universal simplificado y un péndulo Isis, o similar. No obstante, el péndulo universal simplificado es útil. Este péndulo es una bola con marcas de color en la cadena. Lo utilizan para proporcionar las energías necesarias para la salud de los chakras de una persona. Yo estoy diseñando un péndulo que tiene un péndulo universal simplificado en un péndulo de tipo de Osiris.

Pregunta: ¿Cómo trabajaríamos con los niños que son intimidados, por algo que les falta, o porque están con sobrepeso?

Respuesta: Solo tiene que utilizar el protocolo del capítulo sobre **La Relación con Otros.** Si es posible, averigüe los nombres de las personas que están intimidando al niño y armonice las relaciones.

Si no puede conseguir los nombres, utilice un sustituto (por ejemplo, todos los estudiantes intimidando a mi hijo).

De la misma manera puede trabajar en el amor propio del niño.

Únicamente siga todos los pasos en este libro y utilice los mismos comandos.

Finalmente, si usted está abierto a hacerlo, haga un llamamiento a la protección espiritual para ayudar. Encuentre un Dios o ángel que es "fuerte" y que esté además del lado bueno. Pídales que protejan a su niño. El Arcángel Michael sería un buen protector para esto.

Pregunta: Podría por favor elaborar, sobre cómo desarrollar el divino femenino/masculino para ayudar a encontrar a un compañero de vida.

Respuesta: Usted puede tener el aspecto masculino o femenino de su psique y el espíritu para desarrollarlo más. Puede ser una mujer que tiene un masculino muy fuerte, o un hombre que tiene un femenino fuerte.

Lo que puede hacer además de los comandos de péndulo acerca de las relaciones es, hacer una ceremonia, o una oración, durante un período de tiempo para honrar a esa parte suya que es más débil. Entre otros, puede hacer un altar y colocar imágenes de su padre y hombres, o una estatua de un hombre, o incluso una estatua de un lingam de Shiva, y honrar lo masculino de esa manera. Usted podría hacer mantra a Shiva, también.

De la misma forma, usted podría hacer lo mismo para el femenino. Una estatua o imagen de Shakti, o una mujer, o algo que representa a las mujeres, como un hermoso sari.

La idea es conectar con el espíritu de lo masculino, o lo femenino, honrarlo y amarlo. Una vez consiga equilibrio, esto puede ayudarle a atraer a una pareja romántica en su vida.

Pregunta: ¿Cuánto tiempo se toma para que suceda la recuperación del alma y para que sus partes se integren?

Respuesta: Puede ocurrir rápidamente. Usted puede encontrar que tarda más de una vez, pero cuando lo hago, solo me toma una vez.

Pregunta: Cuando usted dice que un péndulo debería ser negativo verde ¿significa que debe mostrar su energía como tal en el diagrama? Si es así, ¿debo cambiar el péndulo o pedir una limpieza para convertirlo a verde–?

Respuesta: Sí, un péndulo de sanación debe mostrar su color como verde–. Del mismo modo puede ser blanco. Ambos trabajarán. No cambie el color del péndulo porque regresará a su color original después de unos segundos. Pregúntele a su péndulo "¿Qué color radiestésico eres?" Si es verde– o blanco, adelante utilícelo. Si no es verde– o blanco, consiga otro péndulo.

Pregunta: En el caso de cuestiones de abundancia, ¿cómo podemos aclarar si estas situaciones son programaciones ancestrales o genéticas, que están profundizando la creencia en escasez?

Respuesta: Además de trabajar en usted mismo, trabaje igualmente en los espíritus de sus antepasados y en sus vidas pasadas. Del mismo modo, puede trabajar con otros miembros de la familia. Para esto, realice el mismo procedimiento de una sanación de péndulo regular, pero escriba los nombres de estos antepasados en una tarjeta testigo. Todo esto combinado, cambiará las cosas.

Pregunta: Tengo una pregunta referente a los casos en las cortes mencionados en la última clase. ¿Qué tipo de comando podríamos decir, si soy uno de los abogados y el abogado opuesto es extremadamente dominante, rudo y está solo preocupado en ganar?

Respuesta: Existen dos enfoques.

Realice el trabajo cubierto en el capítulo de las **Relaciones para armonizar otras relaciones** con el otro abogado. Además, trabaje en su amor propio. Por último, pida la ayuda de un aliado espiritual para protegerle durante el juicio y entregue el resultado para el mayor bienestar de todos los interesados.

Utilice el amor. Nadie en la corte está preparado para defenderse contra el amor. Haga lo que le he mostrado hoy y la información de la última sesión antes de la fecha de la corte. Asegúrese de enviar amor a todo el mundo, incluyendo al abogado contrario. El abogado dominante y prepotente no puede cambiar cómo está actuando, pero he visto en mi experiencia, que todo el juicio cambiará y el resultado será probablemente más justo. También, pida que usted aprenda todo lo que necesita aprender de la situación. Es posible que usted necesite aprender a ser más asertivo.

Pregunta: Una amiga ha conseguido su primer péndulo. He comprobado que el color radiestésico es blanco. Ahora, ella está justo en la etapa inicial de hacer preguntas con respuestas Si/No. Ella me llamó para ver cómo se utiliza. Al hacerle preguntas al péndulo, este apenas se movió y era difícil ver la dirección en que se movía. Por lo que hemos probado el comando "Muéstrame claramente" y no fue más fuerte. ¿Necesita ella más tiempo con su péndulo? ¿Qué sugiere?

Respuesta: A veces es necesario, darle un pequeño empujón para empezar. Podría haber sido el ángulo de su mano. Si todo parece ir bien, asegúrese de que está lista para hacer este trabajo. Si ella no está lista, no funcionará bien. Puede ser que ella necesite algún tiempo para estar lista. No todo el mundo está listo para hacer este trabajo de sanación. Toma un cierto tramo de la imaginación y un cambio en las creencias, acerca de lo que es posible.

Pregunta: Pregunté acerca de mi salud a mi péndulo y me desanime cuando obtuve un resultado inexacto. ¿Estoy torturándome a mí misma haciendo estas preguntas?

Respuesta: Nada es tan "peligroso como un péndulo cargado". Si queremos algo de forma obsesiva, podemos obtener una respuesta falsa. Por eso es que en realidad, no realizo ningún trabajo de diagnóstico. Yo únicamente le pregunto al péndulo en el momento de la sanación, para responder a preguntas relacionadas con lo que estoy haciendo, ya que no tengo ningún interés personal en el resultado.

Pregunta: Usted mencionó la posibilidad de utilizar a Shiva a través de su conexión. A la vez, usted indicó que él es bueno para protección, pero no señaló si él era bueno para sanación.

Respuesta: Mi mentor le invocaba durante la sanación, pero nuevamente él miraba cosas desde el paradigma de la magia negra. Él sentía que él estaba luchando siempre contra la magia negra, por eso llamaba a Shiva.

Solamente lo he llamado para protección. Él puede mantenerle a salvo mientras está realizando una curación. No lo llamo específicamente para hacer sanación.

Pregunta: Siento como que finjo, siempre que digo que yo me rindo a la mayor potencia, porque no siento que realmente tengo una. ¿La sanación de péndulo funciona sin tener conexión espiritual?

Respuesta: La espiritualidad no es necesaria para la sanación de péndulo, a menos que usted planee hacer trabajo con posesión de entidades negativas (por ejemplo, demonios, fantasmas, etc.). Si hace este trabajo, le recomiendo que usted tenga aliados espirituales.

Pregunta: ¿Cómo sabe usted que habla con su guía espiritual, o su yo superior? Yo soy un escéptico, aún acerca de mi propio trabajo.

Respuesta: Uno nunca realmente "sabe", en el sentido que pude probarlo a otros. Sin embargo, sabemos por varias razones. Si yo me conecto con mi espíritu guía/o mi yo superior y pido orientación, yo sigo la dirección y esto causa un cambio (es decir, funciona). Entonces sé, que he recibido la dirección de algún sitio. Todo podría estar "en mi cabeza", excepto que he tenido muchos casos donde la dirección que he recibido mencionó cosas que no tienen sentido para mí, pero hicieron perfecto sentido a los demás o era exactamente lo que necesitaba saber/hacer.

Mi sugerencia es no referirse a sí mismo demasiado con este tema. La duda de sí mismo es realmente lo único que puede impedir su éxito en este trabajo. Por esta razón, insisto en que durante una sanación, o trabajo de péndulo, es vital que aprenda a confiar en cualquier intuición que usted tenga u "orientación" que reciba. Puede venir en muchas formas. Usted puede escuchar voces, podría obtener impresiones psíquicas, podría tener presagios, personas pueden venir hasta usted y decir las cosas más asombrosas de la nada, también podría ser una corazonada o un conocimiento interior. No importa la forma. Al igual, si tiene una práctica espiritual, con el tiempo usted probablemente confiará en un Dios, Ángel o espíritu que usted sentirá es un aliado. Incluso si usted no cree en nada de esto, todavía creo que es vital confiar en su conocimiento interior.

Pregunta: ¿Cómo saber si un péndulo de metal o madera se autolimpia?

Respuesta: Es la forma del péndulo y el material del que está hecho. Los péndulos en forma de lágrima y cristal no son de auto limpieza. Si es un péndulo de latón o madera, es alargado y tiene cortes de anillo en el lado, será de auto limpieza (como un péndulo Isis).

Pregunta: Usted igualmente dice, "Si usted sabe el comando para un péndulo particular" diga el comando, o diga su propio comando. Esto implica que ciertos péndulos tienen un comando que va con ellos. ¿Es esto correcto? Por favor, explique.

Respuesta: Algunos péndulos tienen comandos especializados. Aunque estos son una minoría. Digo generalmente, así que no se preocupe por esto. Básicamente, si usted consigue uno de estos péndulos, el fabricante del péndulo proporciona los comandos.

Pregunta: Me siento mareado durante el trabajo de péndulo. ¿Es esto normal?

Respuesta: No, esto no es normal. Esto significa que usted está desconectado de la tierra, que está demasiado conectado al espíritu y no hay suficiente conexión con la madre tierra. Si usted se siente mareado, puede intentar varias cosas. 1) Puede utilizar los dedos de sus pies para agarrar la tierra, o puede caminar sobre la tierra con los pies descalzos. 2) Puede fortalecer su chakra base usando el péndulo, o haciendo ejercicio físico. El Kundalini yoga es excelente para el equilibrio de su sistema, para que usted esté conectado a la tierra y esté conectado al mundo espiritual a la vez.

Diagramas para sanación con péndulo

Habilidad para Recibir

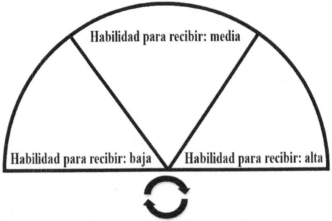

Habilidad para recibir: la más alta

Para la gente espiritual, la capacidad para recibir está ligada para tener abundancia en su vida. Mucha gente espiritual ha tomado votos de pobreza en vidas anteriores, o tiene una actitud negativa hacia la recepción, ya que el impulso más fuerte en nosotros es dar.

Cuando hace radiestesia, si el péndulo gira en círculos, usted está en el nivel más alto de la recepción. Esta debe ser su meta al final de la sesión de sanación. El exceso de energía trabajará para elevar su nivel general con el tiempo.

Comandos para el péndulo:

"¿Cuál es mi capacidad para recibir?"

"Aumenta mi capacidad para recibir a los más altos niveles".

Vitalidad

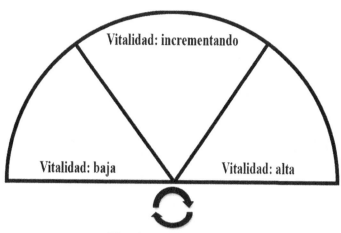

Más alto nivel de vitalidad

Aumentar la vitalidad de una persona es una parte importante de la sanación. Si su vitalidad es baja, no es posible estar saludable. No es el único factor involucrado con la salud, pero es bueno incluirlo en cualquier curación.

Comandos para el péndulo:

"Cambia mi vitalidad al nivel más fuerte posible, para mi salud y bienestar".

"Transforma la baja vitalidad en el nivel más fuerte de vitalidad".

Realice esto para la persona entera y para cualquier parte del cuerpo que está teniendo problemas.

Voluntad para Vivir

La más alta voluntad para vivir

Revise la voluntad de una persona para vivir y asimismo revise la voluntad de vivir para cualquier parte del cuerpo teniendo problemas. Esto, le recordará al cuerpo de su deseo de vivir y lo estimulará para tratar de estar sano otra vez. Igualmente, esto también es útil para personas con comportamientos suicidas y para las personas que son poseídas por entidades negativas. Esto está relacionado con –pero ligeramente diferente– a la vitalidad, así que cambie ambos cuando realice una sanación.

Comandos para el péndulo:

"¿Cuál es mi voluntad para vivir?"

"¿Cuál es la voluntad para vivir de _____(parte del cuerpo)?"

"Cámbiame en alguien que tiene la voluntad más fuerte para vivir".

"Haz que mi _____ (parte del cuerpo) tenga la voluntad más fuerte para vivir".

Valentía

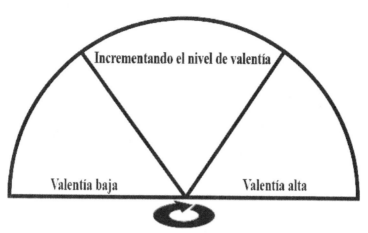

El más alto nivel de valentía

Use este diagrama para ayudar a aumentar la cantidad de valor (valentía) que posee. La valentía es actuar a pesar del miedo. Para manifestar su camino de vida, es importante poder estar en lo desconocido. Esto puede hacerlo sentir temeroso y requiere coraje para que usted pueda seguir adelante.

Comandos para el péndulo:

"Querido (poder superior), aumenta mi valentía al más alto nivel posible, bajo la gracia divina y de manera perfecta".

"Aumenta mi valentía al más alto nivel posible".

"Aumenta la valentía de (parte del cuerpo teniendo problemas) al más alto nivel posible".

Expansión opuesto a Contracción

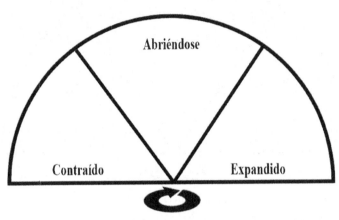

Máxima Expansión

Estamos contraídos cuando tenemos odio, miedo, estrés, etc. Estamos expandidos cuando experimentamos relajación, amor y cuando estamos conscientes, etc.

Mida su estado actual:

"¿Cuál es mi estado actual de contracción o expansión?"

"Cámbiame al nivel de máxima expansión".

Los estados expansivos son sanadores. Nueva información puede venir a nosotros, a abrir nuevas perspectivas para ayudarnos a ver el mundo diferente. Asimismo, nueva información nos puede ayudar a encontrar soluciones a nuestros problemas, o para estar bien con las cosas, tal como son. La vitalidad también será mayor en los estados expansivos. El estado de iluminación podría considerarse un estado de máxima expansión. La meditación, el perdón y la compasión igualmente pueden ayudar a lograr este estado deseado.

Creatividad

El más alto nivel de creatividad

Una de las características distintivas del ser humano es la creatividad. Somos los seres más creativos en la naturaleza y es lo que nos hace únicos. A pesar de ello, muchas veces nos podemos atascar en el aburrimiento y la falta de creatividad que pueden ser desalentadores al espíritu. La enfermedad se caracteriza por una falta de creatividad en nuestro cuerpo, nuestra mente, y nuestras batallas del alma al sanarnos a nosotros mismos. El aumentar el nivel de creatividad de la persona puede contribuir en gran medida al proceso de sanación, proporcionando apoyo energético. Esto es posible, mientras se aumenta la capacidad del cuerpo para resolver problemas creativamente y sanar el padecimiento.

Los siguientes comandos son útiles:

"Cámbiame en alguien que tiene los más altos niveles de creatividad para mi salud y bienestar".

"Aumenta mi nivel de creatividad para mi mayor bien".

"Transforma la energía del aburrimiento en energía de impulso creativo".

Amor Propio

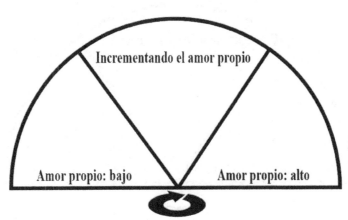

Me amo a mi mismo poderosamente

Es increíble cómo muchas personas no se aman. Recuerdo una vez, cuando estaba en una escuela espiritual para iluminación y en la que había participado durante muchos años. Estudiamos todos los aspectos de la conciencia e hicimos muchos ejercicios de autoconocimiento. Naturalmente, me sorprendió bastante cuando uno de los estudiantes me preguntó si yo me quería... y sinceramente mi respuesta fue no. Esta fue una llamada a despertar. ¿Cómo era posible no amarme? Había estado viviendo en este cuerpo durante décadas. ¿Cómo no lo amaba? Descubrí que muchas otras personas tampoco se aman y esto es una fuente de enfermedad. El cuerpo no tiene un aliado si usted no lo ama. Está solo.

Para fomentar amor propio pruebe los siguientes comandos de péndulo:

"Transforma la energía del odio a mí mismo en energía de amor propio".

"Yo soy adorable, yo soy digno de ser amado".

"Yo veo que soy adorable".

"Me amo a mí mismo".

Amarse a sí mismo es un proceso. Toma tiempo. Nuestro estado natural es el amor propio, así que realice esfuerzos para volver a este estado de amor propio. Esto también podría requerir sanación de relaciones, traumas, trabajo de perdón, etc. Encuentre una manera de hacerlo. Es de vital importancia para la sanación y para disfrutar de la vida. Incluso el tomar un pequeño paso como abrazarse a sí mismo, o mirarse al espejo y decir "me amo", puede ser un gran paso. Utilice los comandos de péndulo para apoyarse.

Conciencia

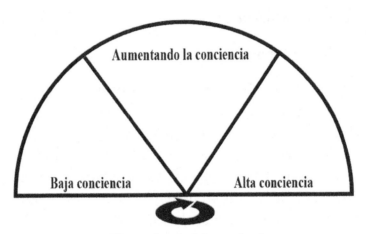

El más alto nivel de conciencia

Lo estados bajos de conciencia son malos para su salud y bienestar. La negatividad, ira, envidia, cinismo, etc. son todos estados bajos. Los estados superiores de conciencia mejoran la salud y le dan la flexibilidad necesaria para recibir y percibir más información. Usted tiene más posibilidades de elección porque tiene más opciones, lo que significa que puede elegir lo que usted quiere. El aumentar la conciencia es una forma de empoderamiento, pero es una espada de doble filo que puede sacarlo de su zona de comodidad.

Comandos para el péndulo:

"Transforma la energía de los bajos niveles de conciencia a los más altos niveles de conciencia".

"Aumenta la conciencia de mi _____ (parte de cuerpo) al más alto nivel para mi salud y bienestar".

Si usted le pregunta a su péndulo mientras está meditando acerca de sus niveles de conciencia, los niveles se irán muy altos. Asimismo, si usted es un canal, su conciencia será extremadamente alta, al hacer el trabajo de canalización.

Vergüenza

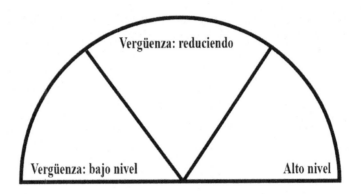

La vergüenza: Un doloroso sentimiento de humillación o sufrimiento causado por la conciencia de comportamiento incorrecto o insensato. –Oxford English Dictionary.

La vergüenza es una emoción debilitante que puede impedirnos manifestar nuestro camino de vida. Muchos de nosotros fuimos avergonzados, tanto en esta vida como en vidas pasadas, debido a nuestras diferencias con los demás y a causa de falta de compasión de otros. El objetivo de esta sanación es, reducir la resistencia de la forma de pensamiento de la vergüenza, aumentar la autoestima y aumentar el amor propio.

Comandos para el péndulo:

"Transforma la energía de vergüenza en energía de amor propio".

"Disminuye la intensidad de vergüenza de mi cuerpo emocional, físico y mental".

"Neutraliza el sentimiento de vergüenza y transfórmalo en amor propio".

"Querido Dios/poder superior, te renuncio estos sentimientos de vergüenza y pido que me sanes".

Tenga en cuenta que, este diagrama es extraño ya que estamos tratando de disminuir la vergüenza. Así que, este diagrama se lee al revés en comparación con los otros diagramas contenidos en este libro.

Diagrama de Sanación Universal

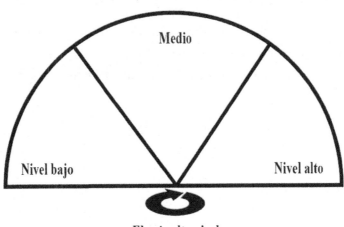

Esta es una plantilla que puede utilizar para cualquier situación. Solo, escriba un valor que desea aumentar usando el péndulo y la plantilla puede ser un recordatorio o una ayuda para preguntarle a su péndulo.

Recta Numérica

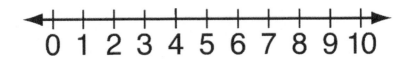

Aquí está una recta numérica que se puede utilizar para preguntarle al péndulo cuántas sesiones necesita una persona, o la frecuencia de cualquier cosa que necesite medir. Únicamente, coloque el péndulo sobre la línea comenzando en cero y observe hacia qué número oscila para obtener una lectura.

Causas de Enfermedad

Aunque no creo en la radiestesia para descubrir la causa de la enfermedad, estoy incluyendo esta lista para ilustrar lo compleja que puede ser una enfermedad. Igualmente, no hay un enfoque único para mejorar la salud de una persona. El estudiar esta tabla puede ayudarle a ser un mejor sanador, pero también puede mostrarle las limitaciones de lo que es posible realizar para un solo sanador. Por esta razón, debemos siempre considerar técnicas alternativas a la sanación del péndulo y del mismo modo buscar a otros sanadores que tengan una especialidad o experiencia de sanación que nosotros carecemos. Obviamente esta tabla no está completa, algunas áreas se traslapan.

Causas de Enfermedades:

Cuerpo fuera de Balance

Acidez

Deficiencias: nutrientes, vitaminas, etc.

Problemas físicos causando desequilibrios

Falta de ejercicio/ejercicio en exceso

Enfermedad Kundalini

Falta de sueño

Falta de luz solar

Etc.

Teoría de los gérmenes

Bacteria

Virus

Priones

Parásitos: por ejemplo, lombrices, protozoos, insectos

Dieta

Exceso de alcohol

Comidas falsas

Exceso de azúcar

Gluten

Comidas genéticamente modificadas

Falta de nutrientes importantes como la falta de vitaminas

Exceso de fumar

Inanición

Deshidratación

Toxinas Ambientales

Campos electromagnéticos

Metales pesados

Exposición a toxinas

Venenos

Contaminación

Estrés geopático

Campos de formas de pensamiento negativo

<u>Medico (Iatrogénicos) enfermedad, lesión, muerte</u>

Medicamentos

Vacunas

Tratamientos médicos (como cirugía, quimioterapia)

<u>Herencia</u>

Herencia/genética

Patrones familiares heredados

Miasmas

Vidas Pasadas

Karma

Residuo de vidas pasadas

Energías ancestrales no resueltas

Respuesta a Trauma

Lesión al cuerpo

Abuso: físico, mental, o emocional

Experiencias adversas en la infancia

Trauma físico pasado, conmoción/trauma

Psicológico

Enfermedad mental (diferentes causas)

Estrés

Dolor muscular/dolor de espalda

Enfermedad del intestino irritable

Enfermedades psicosomáticas (revise información de Mario Martínez)

Emociones negativas que causan enfermedades

Falta de perdón como causa de problemas (asi como el cáncer)

Programación negativa de la sociedad (los ancianos no son saludables)

Experiencias medicas negativas/el efecto Nocebo

Enfermedad de emociones como empatía– asumir de otras personas límites emocionales inadecuadas

Enfermedad tiene algún papel beneficioso para la persona (como simpatía, control)

Enfermedad es una "ilusión"

Sistema de creencias. Si usted lo cree, usted lo recibirá (revise el trabajo de Bruce Lipton La Biología de la Creencia y el Cáncer).

Usted lo crea cuando lo define.

Enfermedad como Energía

Liberación de energías

Ayudar en la liberación de una gran cantidad de energías de baja vibración, por ejemplo resfriados o gripe.

"Prana sucio"

Miasmas

Problemas en los chakras

Problemas con el aura

Falta o débil protección energética

Necesidad de la tierra

Deficiencia de orgón (Wilhelm Reich)

Enfermedad como significado

Toda enfermedad le dice algo (Louis Hay)

Se trata de evolución personal y espiritual

Significa que se ha alejado del camino de su alma

La enfermedad o el malestar están ahí para decirnos que estamos fuera de equilibrio en algún área de nuestras vidas

Enfermedad como separación de Dios/fuente

Daño intencional espiritual por otros

Maldiciones

Maleficios

Ataque psíquico

Vampirismo psíquico

Entidades Negativas

Posesión demoníaca

Ataque por entidades negativas

Causas Extraterrestres

Abducción extraterrestre, cirugías/implantaciones

Chamanismo

Pérdida del alma/fragmentación

Pérdida del poder animal

Pérdida de poder

Influencias Planetarias

Erupciones solares

Retornos de Saturno y ángulos difíciles

Prácticas Perjudiciales de Crecimiento Espiritual

Enfermedad Kundalini

Conjuro de espíritus

Otros

Crisis de sanación

Enfermedad como castigo de Dios

Agradecimientos

Me gustaría dar las gracias a varias personas por ayudarme a producir este trabajo. En primer lugar, me gustaría dar las gracias a mi esposa Tarra por su amor y apoyo durante el desarrollo y la realización de este proyecto. Seguidamente, quiero dar las gracias a estos lectores por formular observaciones sobre el manuscrito: Sharron Cuthbertson, Haul Georgina, Mariann Hoffmann y Muhammad Ajmal Syed. También me gustaría dar las gracias a Charlie Wedel de http://5dcreations.com por la fotografía de la portada y a Péndulos La Fortunae http://www.usafortunae.com por el péndulo utilizado en la fotografía de la portada.

Epílogo

"Sal del círculo del tiempo y entra al círculo de amor." ~Rumi

Espero sinceramente que haya encontrado este libro útil y que haya podido utilizar las técnicas para ayudar a mejorar su vida y la vida de los demás. Me encantaría escuchar sus comentarios y críticas constructivas, así que por favor, envíeme un correo electrónico a:

erichhunterhealing@gmail.com

Si usted está interesado en aprender más, por favor visite mi sitio web: www.erichhunter.com

Gracias por leer mi libro.

Sinceramente,

Erich Hunter Ph.D.

Sobre el Autor

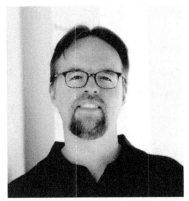

Dedicado a las modalidades de curación esotérica y espiritual, Erich Hunter Ph.D. ha desarrollado una síntesis única que transforma el cuerpo, la mente y el espíritu.

Después de trabajar durante más de una década como un investigador y educador galardonado en el campo de las ciencias biológicas, completamente despertó a su camino espiritual y realizó una transición importante en su vida para seguir su vocación como un mago moderno.

El Dr. Hunter ha estudiado y ha practicado diversas modalidades de sanación espirituales y energéticas. Eventualmente, descubrió la sanación con el péndulo y encontró que utilizando el péndulo era una manera mucho más eficaz y divertida para él, para llevar a cabo su trabajo de sanación. Con el tiempo ha desarrollado sus propios métodos y fundamentos teóricos para la sanación de péndulo y ahora imparte clases a estudiantes de todo el mundo, sobre sus innovadores métodos y enfoque.

También es el autor de "Cómo Curar con un Péndulo" disponible como libro electrónico en Amazon.com.

Trayendo el espíritu noble de la investigación científica a su hechicería intuitiva, el Dr. Hunter combina lo mejor de ambos mundos con un enfoque compasivo y conectado a la tierra. Él reside actualmente con su esposa en Ithaca, Nueva York. Le gusta pasear en la naturaleza, jugar con su mascota, estudiar ciencia alternativa y ceremonia espiritual.

Sobre la Intérprete

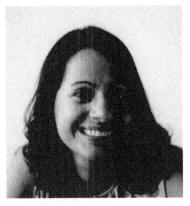 Ozni Kenney desarrolló un interés en las artes curativas desde una edad temprana. Ella es una maestra en sanación de péndulo y ha encontrado esta modalidad efectiva (tanto independientemente o en combinación con otras técnicas de sanación). Asimismo, ella realiza sanación energética.

La espiritualidad es uno de los principales intereses de Ozni. Ella es una estudiante de *Un Curso de Milagros*, y practica atención plena y meditación diariamente. Ozni también es una instructora profesional con experiencia en la enseñanza espiritual y sanación.

Además de obtener una licenciatura en Ciencias del Comportamiento con una especialidad en Estudios de la Familia, ella ha adquirido numerosas certificaciones en una amplia gama de disciplinas —como terapia de regresión de vidas pasadas, hipnoterapia, programación neurolingüística, limpieza energética de espacios y lectura de tarjetas angelicales— en la última década de su práctica profesional.

Originalmente de Honduras, Ozni se convirtió en ciudadana estadounidense en 2011. Actualmente, reside en la Florida con su esposo y sus dos hijos. Ella trabaja con clientes en español y en inglés, y ofrece un nivel de profundidad de entendimiento cultural, para los clientes que han inmigrado a los Estados Unidos de América Latina.

Ozni ofrece sesiones de sanación, lecturas de tarjetas angelicales, talleres y clases, así como, materiales educativos en línea y presencialmente. Ella puede ser contactada a través de su sitio web https://oznikenney.com.

Sanación con Péndulos Clase en línea

"El Dr. Erich Hunter, con sus técnicas de radiestesia en 'Sanación con Péndulo' es uno de los más alentadores, empoderados y extensibles cursos de radiestesia con los que me he cruzado hasta la fecha. Y es ofrecido de tal manera que es útil para el principiante tanto como para el radiestesista experimentado."

– Joyce Decker

Sanación con Péndulos: Un Curso en línea

¿Le gustaría darle vida al material de este libro? Considere la posibilidad de tomar el curso en línea del Dr. Hunter basado en este libro.

El curso incluye los siguientes:

- Una serie de cuatro clases de 1 hora (cada tema es de video pregrabado)

- Usted puede mandarle preguntas al Dr. Hunter por medio de correo electrónico.

- La clase es pregrabada (por lo que no necesitará asistir en persona)

- Acceso al grupo privado de Facebook

Se otorgará un certificado al finalizar.

Para más información visite:

http://www.erichhunter.com/

"¡Este curso superó todas las expectativas! En cuatro módulos se cubren la sanación, la abundancia, la prosperidad, así como también las relaciones y la libre expresión. Esta modalidad de curación de gran alcance fue presentada en un formato sencillo a seguir y nos empodera a ser mejores sanadores y más eficaces. Asimismo, nos proporciona la capacidad de afectar y mejorar diferentes áreas de la vida; personales, comunales y en todo el mundo. Estoy muy agradecida con el Dr. Erich Hunter por todo su conocimiento, sabiduría, tiempo y generosidad ofrecidos a lo largo del curso."

- Maria Sandoval

"Después de cada lección, pude usar los folletos para utilizar mi péndulo para el trabajo curativo ampliado que hago con Reiki-acupuntura. El péndulo es una herramienta energética integrativa que no había incluido previamente en mis sesiones de sanación; sin embargo, siento que estoy aprendiendo lo valioso de este tipo de sanación... muchas gracias. ¡Ya estoy deseando otra clase!"

– Diane Cloud

"Encontré el estilo de enseñar de Erich totalmente atractivo y considerado con todos, extremadamente fácil, fluido e informativo. He tomado muchos cursos y este es uno de los mejores. Esperé cada clase semanal con entusiasmo. El curso fue corto pero cargado de conocimientos muy útiles, técnicas útiles y sabiduría. Erich ofrece transformación para un mundo mejor que beneficia a todos... "bajo gracia y de manera perfecta". Recomiendo cualquier enseñanza o servicio ofrecido por Erich Hunter. Bendiciones."

– Sharron C.

Made in the USA
Coppell, TX
30 August 2022